やさしく学ぶ
認知行動療法

長尾 博 著 Hiroshi Nagao

Cognitive
Behavioral
Therapy
Guidance

ナカニシヤ出版

はじめに

　本書は，初めて認知行動療法を行う臨床心理士や医師，ケースワーカー，および作業療法士のためのテキストであり，スキルブックでもある。

　現在，わが国では，臨床心理士を養成する大学院が100以上あり，臨床心理士は2万人を超えているという。この数を考えると筆者の若いころのように丁寧にひとりひとりの大学院生に時間をかけて心理療法の指導ができるかどうかという疑問が生じる。筆者の若いころは，長期間の心理療法ができ，誰もが身につくスキルを超えた治療者の個性を生かした専門的な心理療法の体得が強調されていた。しかし，資格認定協会による臨床心理士認定資格ができて以来，上記のような数の問題をふまえて，誰もが早く身につけられる心理療法，わかりやすい心理療法，短期間で終える心理療法，しかも科学的な根拠にもとづく心理療法が求められるようになってきた。

　わが国の臨床心理士の多くは，従来，とくにユング流やロジャーズ流の心理療法には強い関心をもつものの，行動療法には興味が薄いようである。認知行動療法は，わかりやすく，誰でも早く身につき，とくに，うつ病のクライエントに対しては比較的短期間で終了し，しかも科学的根拠のある療法である。わが国において，2010年4月より認知行動療法の，病院での診療報酬の保険点数化が実施された。

　認知療法の創案者のA. T. Beckも筆者と同様に最初は精神分析療法を学んでいる。筆者は，行動療法のエキスパートではないが，うつ病のクライエントが目立っている現状をみて，若いころから筆者なりに行ってきた認知行動療法の実践が，現在の臨床心理士や他の医療スタッフにとって役立つのではないかと思い，本書においてその理論と方法をまとめてみることにした。

　本書の特色として，①図や表を用いて認知行動療法の理論と進め方をわかりやすく説いていること，②認知行動療法に関する専門用語をキー・ワードとしてまとめていること，③認知行動療法について興味がわくようにコラム欄にそ

の代表的な臨床家のエピソードをあげていることなどがある。

　本書が，内科，心療内科，精神科などに勤務する医療スタッフや心理学や福祉関係を専攻する大学生，および大学院生に少しでもお役に立てたら幸いである。

2013年　春

目　次

はじめに　*i*

■　I　理論編

1　心理療法と認知行動療法　　　　　　　　　　　　　──── 3
2　認知行動療法とは　　　　　　　　　　　　　　　　 ──── 5
3　認知行動療法の理論　　　　　　　　　　　　　　　 ──── 8
4　認知行動療法の進め方　　　　　　　　　　　　　　 ──── 12

■　II　臨床編

1　各精神疾患と認知スキーマとの関連仮説について　　 ──── 31
2　うつ状態・うつ病の認知行動療法　　　　　　　　　 ──── 32
3　強迫性障害の認知行動療法　　　　　　　　　　　　 ──── 39
4　パニック障害の認知行動療法　　　　　　　　　　　 ──── 46
5　対人恐怖症（社会恐怖症）の集団認知行動療法　　　 ──── 52

キー・ワード　*59*
文　　献　*69*
おわりに　*81*

付録1　うつ質問紙　85
付録2　うつ病認知スケール　86

索　　引　*91*

◆ コラム
① 「柔」の極意……スキナーのオペラント条件づけ　6
② 精神分析から認知療法へ　11
③ アメリカで2番目に影響力をもった心理学者のエリス　14
④ キャリア理論に貢献しているバンデューラ　16
⑤ 心的外傷はことばでなく，五感で再処理していく　27
⑥ 精神分析から因子分析へ　32
⑦ ブリーフセラピー（短期療法）の歴史　38
⑧ 猫を実験対象としたウォルピ　42
⑨ 現実的なラザラスのストレス理論　51
⑩ 波乱万丈の人生だったワトソン　55

フローチャート
精神疾患別「認知行動療法」の進め方

精神疾患	うつ状態・うつ病	強迫性障害	パニック障害	対人恐怖症
治療の進め方（週1回各50分間12回程度）	(1) インテーク面接（90分） (2) アセスメント 　　認知再構成法の適用判断 (3) ソクラテス的対話 (4) 認知再構成法の進め方 　・アジェンダの作成 　・ホームワークとセルフモニタリングの書き方		・・・・表Ⅰ-8（13ページ） ・・・・表Ⅰ-11（17ページ） ・・・・表Ⅰ-16（21ページ） ・・・・表Ⅰ-21（23ページ） ・・・・表Ⅰ-19（23ページ）	
適用範囲	中程度のうつ状態（大うつ病は難しい）	強迫性障害のみのクライエントが望ましい	パニック発作を主訴とする者	非全般性の社会恐怖症クライエントが望ましい
心理教育オリエンテーション	\[治療目的\] 「自動思考」の改善と消失 表Ⅱ-3（35ページ） 1週間の生活状態からうつ状態の程度をみる 軽いうつ状態／表Ⅰ-17（21ページ）をもとに上記の(4)を行う ／ うつ状態が強い／行動活性化訓練を行う 表Ⅱ-4（35ページ）	図Ⅱ-2（41ページ）の「侵入思考」を断つ 表Ⅱ-8（43ページ） 曝露反応妨害法のセルフモニタリングの書き方 表Ⅱ-9（44ページ）	図Ⅱ-4（47ページ）の悪循環を断つ 表Ⅱ-8（43ページ） 強迫症状をパニック発作に変えて説明する	「自動思考」の改善と消失 強迫症状を対人恐怖症に変えて説明する 集団心理療法 ・ルールについて 表Ⅱ-14（56ページ） ・進め方 表Ⅱ-15（57ページ） ・セルフモニタリング 表Ⅱ-16（58ページ）

I
理論編

 # 心理療法と認知行動療法

　心理療法（psychotherapy）とは，心理学（psychology）や精神医学（psychiatry）の知見を主に使って，心の問題から心身に生じる症状や行動を改善する方法の総称である。臨床心理士が行う場合を心理療法といい，精神科医などの医師が行う場合を精神療法という。この心理療法も多くの流派があり，その主なものに C. R. Rogers の来談者中心療法（client centered therapy），S. Freud の精神分析療法（psychoanalysis），C. G. Jung の分析心理学的療法（analytical psychological therapy），行動療法（behavior therapy）などがあげられる。

　認知行動療法（cognitive behavioral therapy）も心理療法の1つととらえられる。この認知行動療法も来談者中心療法や精神分析療法が，治療者（therapist）とクライエント（client）との信頼関係（ラポール，rapport）を軸にして展開していくように治療関係を重視している。

　表Ⅰ-1は従来の心理療法で用いる用語と類似した認知行動療法で用いる用語とをまとめたものである。

　表Ⅰ-1から，認知行動療法は，その治療の初期において，従来の心理療法と同じくラポールを形成し，クライエントの感情，認知をまず表現させ，それを

表Ⅰ-1　従来の心理療法の用語と認知行動療法の用語の類似点

従来の心理療法	認知行動療法
受容（acceptance） クライエントの感情，認知を受けとめること	有効化（validation） クライエントの発言を認めること
浄化（catharsis） 感情を発散すること	外在化（externalization） ことばやイメージで表現すること
直面（confrontation） 自分自身の問題，葛藤，感情に直面すること	**マインドフルネス**（mindfulness） ネガティブな考えに集中させ，それをより私心のない観点から観察させること

表 I-2 各種心理療法の効果の比較 (Roth et al., 1996)

障害	認知行動療法	S. Stuart et al. の対人関係療法	家族療法	精神分析療法	来談者中心療法
うつ病	○	○	?	△	?
パニック障害／広場恐怖	○	?	?	?	?
全般性不安障害	○	?	?	?	?
単一恐怖症	○	?	?	?	?
社会恐怖症	○	?	?	?	?
強迫性障害	○	?	?	?	?
心的外傷後ストレス障害	○	?	?	△	?
摂食障害	○	○	△	?	?
パーソナリティ障害	○	?	?	△	?
統合失調症	△	?	○	?	?
双極性障害	?	?	?	?	?

○：著明な効果
△：一応の効果または部分的な効果
? ：現段階では妥当性があまりない（効果を判定するだけの十分な証拠がないものも含む。ある特定の療法が無効であることを示す十分な証拠があるわけではない）

受けいれ，自己に直面させていくことを重視していることがわかる。

また，認知行動療法と他の心理療法との治療効果の比較については，表 I-2 に示す Roth et al. (1996) の研究があり，認知行動療法は他の心理療法よりも有効であることがわかる。また，伝統的な行動療法と認知行動療法との治療効果の比較についても大きな差がないことが示されている (Berman et al., 1985, Miller et al., 1983)。Salkovskis (2001) によると認知行動療法の対象は，パニック障害 (panic disorder) ＞強迫性障害 (obsessive compulsive disorder) ＞社会恐怖症 (social anxiety disorder) の順で効果があると報告されている。

認知行動療法とは

　認知 (cognition) とは，坂野 (1996) によれば，①ある特定の状況で引き起こされた内的 (言語的，あるいは象徴的) な反応パターンを理解できるもの，②過去の経験を体制化した，かなり持続的で，しかも将来の経験や行為に影響を及ぼす構えであり，個人差を生じさせるある種のパーソナリティ変数と定義されている。つまり，認知とは，その人独自のものの考え方やもののとらえ方とそれらを問題状況に際してどのように活用するかという知的活動のことをいう。

　また，認知行動療法とは，この認知過程を変化させ，それによって心理的な悩みや不適応行動を低減させることをめざす心理的介入法のことをいう (Kaplan et al., 1995)。ものの考え方やとらえ方を変えれば，心が楽になるという観点は古くからあり，たとえば2世紀のローマ帝国16代皇帝，マルクス・アウレーリウスが書いた『自省録』の中に「自己を集中させ，主観に気づくと心のもちようで自由になれる」と述べられている。

　この認知行動療法は，歴史的にとらえると，Ellis (1957) が創案した**論理療法** (論理情動療法ともいう，rational-emotive therapy) と Beck (1963) が創案した認知療法 (cognitive therapy)，そして行動療法とが統合された療法である。

　このうち論理療法の考え方は，図 I -1 に示す ABC シェマに集約される。たとえば，ある人から何かいわれた事象 (A) は，その人の思考スタイル (B) によってとらえ方が決定し，そのことによって不安や回避行動 (C) が生じるというものである。この (B) は，認知変数であり，(B) の内容次第で (C) の不適応行動が生じるととらえ，(B) について問題とされる信念 (belief) のことを**非合理的信念** (irrational belief) といい，論理療法はこの非合理的信念を変化・改善していく療法である。

　また，図 I -2 に示す認知理論では，論理療法でいう非合理的信念に関連

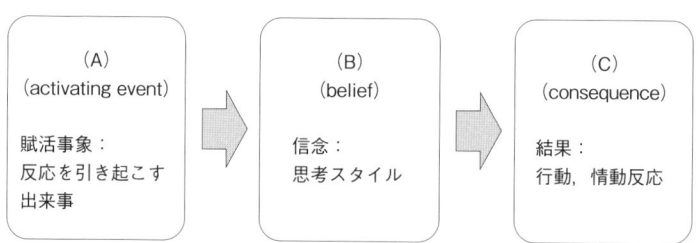

図 I-1　論理療法の ABC シェマ（Ellis, 1957）

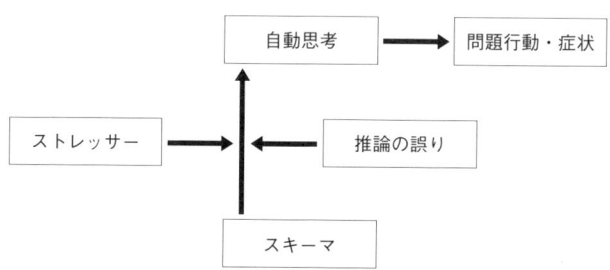

図 I-2　認知理論（Beck, 1963）

コラム①　「柔」の極意……スキナーのオペラント条件づけ

　B. F. Skinner は，行動主義の創設者 J. B. Watson に追従し，自分なりの新行動主義を提唱したアメリカの心理学者である。彼は，空腹のネズミを対象にスキナー箱を用いたオペラント条件づけ（operant conditioning）を行った。この条件づけは，空腹であるという状態からの餌の探索行動を利用してレバーを押すという条件づけを学習させるものである。これは，柔道にたとえると，相手が技をしかけた力を利用して投げる「反し技」の極意でもある。彼は，この条件づけをもとに良い行動には報酬の強化を，また，悪い行動には罰の消去をという**シェーピング**（行動形成プログラム）を作った。また，教育心理学において，今日のプログラム学習のもとを創案している。彼は，また，「エアークリブ」と呼ばれる幼児用の制御された環境システムを作って彼の娘を養育したり，「心理学的ユートピア」という小説も書いている。

してある場面で瞬間的,自動的に浮かんでくる考えを自動思考(automatic thought)と呼び,それは感情や行動に直接的に関係するととらえ,この自動思考のさらに奥にある人間観や社会観を**スキーマ**(schema)と呼んでいる。認知療法は,この自動思考やスキーマを段階的に変化・改善していく療法である。

さらに行動療法とは,人間の行動や情動を**学習理論**(learning theory)の諸法則に従って改善する療法(Eysenck, 1960)と定義され,1960年代から普及していった療法である。

この認知行動療法の展開としては,1966年にアメリカで行動療法・認知療法学会が設立され,2001年にはわが国で日本認知療法学会が発足している。

3 認知行動療法の理論

　1970年代からの行動療法は，学習理論中心から表Ⅰ-3に示すさまざまな理論へと展開していく。

　表Ⅰ-3に示した諸理論において共通した仮説は，図Ⅰ-3に示す気分・感情 - 認知 - 行動の3要因の関係において，①と②を重視している点にある。

　Wolpe（1958）は，気分・感情は，特定の出来事に条件づけられるとし，**拮抗**

表Ⅰ-3　行動療法での諸理論（坂野，1997）

(1) 社会的学習理論から社会的認知理論へ（Bandura, 1986）
(2) 学習性無力感と認知的変数の関連に関する理論（Seligman, 1975）
(3) 原因帰属理論（Weiner et al., 1972）
(4) ストレスへの認知的対処に関する理論（Lazarus et al., 1984）
(5) 社会的スキルの獲得に関する認知理論（Clark et al., 1975）
(6) 統合失調症の認知障害モデル（丹野ら，1985）

注：**帰属理論**については，キー・ワードを参照のこと。

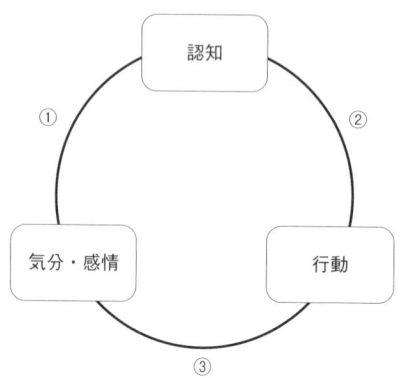

図Ⅰ-3　行動，認知，気分・感情との関係

条件づけ (antagonistic conditioning) を提示し，これをもとに Skinner (1974) は，気分・感情は，相反する反応によって抑制できることを証明したが，Ellis (1962) は，図Ⅰ-3の②の行動は，認知された出来事やプロセスに影響を受けると唱え，また，Beck et al. (1985) は，図Ⅰ-3の①の気分・感情は認知に影響され，否定的な認知は，否定的な行動に結びつき，認知の変化によって気分・感情の変化が起こると唱えた。また，Teasdale (1983) は，図Ⅰ-3の①の認知と気分・感情との関係について因果関係はなく，相関があることを実証している。

このように認知行動療法では，認知の重要性を強調し，表Ⅰ-4に示す治療仮説をあげている（坂野，1997）。表Ⅰ-4から，ヒトの認知は変容可能であることがとらえられる。

表Ⅰ-4に示した治療仮説にもとづいて，認知行動療法は表Ⅰ-5に示すさまざまな技法を用いる。表Ⅰ-5から，認知的側面と行動的側面との2つの技法があることがわかる。

表Ⅰ-5の認知的技法の⑧〜⑪は，認知再構成療法（cognitive restructing therapy）といい，認知そのものを修正・改善していく方法であり，また，行動的技法の⑦は，自己を不安・恐怖場面にさらして不安・恐怖を消去させる**曝露療法**（exposure therapy）という認知行動療法では中核的な技法である。

認知行動療法の特徴は，表Ⅰ-6に示す点があげられ，とくに①**協働的経験主義**（collaborative empiricism）にもとづいて治療者は常にクライエントと協働して治療を進める，②**セルフモニタリング**（self monitoring），つまり日

表Ⅰ-4 認知行動療法の治療仮説（坂野，1997）

(1) 刺激→認知→反応から行動はとらえられる。
(2) ヒトには，自分の行動を自分自身でコントロールしていく能動性がある。
(3) 認知的活動が行動に影響を及ぼす。
(4) 認知的活動はモニター可能であり，変容可能である。
(5) 望ましい行動の変容は，認知的変容によって影響を受ける。

常生活で自分の状態を自分でみていく方法をとる，③失敗してもくり返し訓練（training）をする，④**ホームワーク**（home work）といって，治療的課題を治療場面外で練習をすることの4点が大きい．

表Ⅰ-5　認知行動療法の技法（Freeman, 1989）

認知的技法	①クライエントに自分がもつ認知の特有の意味を理解させる ②クライエントの思考をうらづける証拠についての質問 ③誰，あるいは何のせいでそうなっているかを見直す ④選択の余地を検討する ⑤破局的な見方を緩和する ⑥想像される成り行きを検討する ⑦プラスとマイナスの側面を検討する ⑧否定的な考えを肯定的な考えに変化させる ⑨認知的な歪みのラベリング ⑩誘導的な連想の活用 ⑪誇張的表現や逆説を利用する ⑫尺度の利用 ⑬イメージの置き換え ⑭言語化（音声化） ⑮認知的リハーサル ⑯自己教示法 ⑰思考中断法 ⑱気晴らしの利用 ⑲直接的論争 ⑳認知的不協和の利用
行動的技法	①活動的スケジュール表の作成（1週間単位） ②習得度・満足度スケジュールの作成 ③段階的な課題の割り当て表の作成 ④行動リハーサル ⑤社会的スキル訓練・主張訓練 ⑥読書療法 ⑦ in vivo exposure（曝露療法） ⑧リラクセーション，瞑想，呼吸訓練

表 I-6　認知行動療法の特徴（坂野，2011 を修正）

【一般的特徴】
①理論的根拠が明確な技法を用いる
②有効性の証明された技法を用いる
③有効な技法の組み合わせ（治療パッケージ）を活用する
④既に獲得されている症状や問題行動を消去し，同時に望ましい適応行動や考え方の積極的獲得をねらう（シェーピング）

【クライエントにとって】
①問題の理解と治療法の理解が得られやすく，クライエントが自分自身の中に何が起きているかを具体的に理解しやすい
②治療の目的が具体的に明確化されやすい（協働的経験主義）
③問題解決の可能なところから着手できる（ホームワーク）
④クライエントの自発的な気づきを待つのではなく，クライエントが自己理解しやすい状況を作りやすい（セルフモニタリング）
⑤治療上の変化が理解しやすい（訓練）

【治療者にとって】
①誰でも行うことができる
②さまざまな問題に応用できる
③クライエントと治療者が協働して行うことができる（協働的経験主義）
④クライエントのコンプライアンスが高い
⑤治療期間が比較的短期である
⑥治癒率が高く，再発率が他の治療法に比べて低い

コラム②　精神分析から認知療法へ

　1960 年代のアメリカ精神分析の動向は，自我心理学派と H. S. Sullivan の対人関係論（interpersonal theory）にもとづく心理療法が注目されていた。そのころ，アメリカの精神科医 A. T. Beck も精神分析を専攻していたが，うつ病のクライエントの「認知」に注目し，現実的で適応的な「認知」に修正することをめざしていた。彼の「認知療法」は，構造化された短期間の面接を通して，クライエントの「認知」を修正・改善していくものである。
　当時，この療法について，自我ではなく認知を，無意識ではなく意識を，過去ではなく現在を，長期間ではなく短期間の療法を行うことで精神分析領域では多くの反論があった。しかし，今日では，科学的根拠にもとづく認知行動療法の先駆けとして Beck の療法は注目されている。

4 認知行動療法の進め方

　認知行動療法は，週1回で各回の短期型の面接時間は20分間，標準型は50分間とされ，一般に12回程度で終了する。その対象は，希死念慮が強いクライエント，ADLが欠如したクライエント，セルフモニタリングが不能なクライエントを除く6歳から高齢者までのクライエントに適用できるといわれている(Wright et al., 2010)。

　認知行動療法の全体的な流れは，表Ⅰ-7のように展開される。

　表Ⅰ-7に示す流れにもとづいて以下に認知行動療法の進め方についてふれたい。

1）インテーク面接（アセスメント）

　初回の面接のことをインテーク面接（intake interview）といい，そのねらいはクライエントとのラポールの形成とアセスメント（査定，assessment）である。その所要時間は，60分から90分間を要する。アセスメントとは，クライエントを援助するためにクライエントの問題（problem）に関する有効な情報を集め，臨床的判断をくだす過程全体をいう。

表Ⅰ-7　認知行動療法の全体的な流れ

1）インテーク面接（アセスメント）
2）問題の同定
3）治療目標の設定
4）具体的な手段・技法の選択
5）具体的な手段・技法の実践
6）効果の検証
7）効果の維持と般化
8）再発予防の計画
9）終結
10）フォローアップ

表 I-8 インテーク面接での質問事項

(1) 問題（主訴）
(2) 家族構成（定位家族と生殖家族）
(3) 既往歴と治療歴
(4) 成育歴
(5) 本人の特徴（パーソナリティ）

問題（主訴）について
（ⅰ）いつから生じたのか，どのような状況で生じる（た）か
（ⅱ）問題にどのように対処してきたか
（ⅲ）支えてくれる人はいるかどうか
（ⅳ）問題（主訴）がどうなったらよいのか

　クライエントとのラポール形成に際しては，治療者は表 I-1 に示す受容，浄化とクライエントの気持ちを共感（empathy）していく態度で関わる。自主来談（院）のクライエントの場合は，ラポールは形成しやすいが，呼び出し面接のクライエントの場合は，無理やりにつれて来られたつらさやクライエントの現在の最大の関心事にふれて，時間をかけてラポール形成をしていくことが望ましい。
　インテーク面接で聞いていく項目は，表 I-8 のようなものがある。
　また，アセスメントとは，統合失調症（schizophrenia）やうつ病（depression）などの精神医学的診断を行うことと認知行動療法がそのクライエントにとってベストな治療方法であるかどうかを見立てることをいう。とくに後者の意味のアセスメントについては，後述する**ケースフォーミュレーション**（case formulation: Persons, 1989），あるいはケース概念化（case conceptualization: Kuyken et al., 2008）ともいう。
　アセスメントの方法は，一般に面接法（interview method）が中心であるが，心理テストを用いて面接法を補うこともある。
　認知行動療法で用いられる主な心理テストは表 I-9 に示すものがあげられる。

表Ⅰ-9 認知行動療法において用いられる代表的な心理テスト (坂野, 2011)

質問票の名称	開発者	測定内容
(1) Agoraphobic Cognitions Questionnaires (ACQ)	Chambless et al. (1984)	広場恐怖に関する認知
(2) Assertive Self-Statement Test (ASST)	Schwarts et al. (1976)	自己主張性に関する認知
(3) Attributional Style Questionnaires (ASQ)	Peterson et al. (1982)	原因帰属の型
(4) Automatic Thought Questionnaires (ATQ)	Hollon et al. (1980)	自動思考の特徴
(5) Beck Depression Inventory (BDI)	Beck et al. (1979)	抑うつ傾向
(6) Beliefs Related to Shape and Diet Scale (BSDS)	松本ら (1998)	体型や食事に関する非機能的認知
(7) Body Sensation Questionnaires (BSQ)	Chambless et al. (1984)	自律系の覚醒に伴う身体感覚
(8) Bulimia Cognitive Distortions Scale (BCDS)	Schulman et al. (1986)	摂食障害に関する非機能的思考
(9) Cognitive Bias Questionnaires (CBQ)	Krantz et al. (1979)	社会場面・達成場面における認知の歪み
(10) Eating Attitude Test (EAT)	Garner et al. (1979)	摂食態度・摂食に関する認知・行動
(11) Eating Disorder Inventory (EDI)	Garner et al. (1983)	摂食態度・摂食に関する認知・行動
(12) Fear of Negative Evaluation Scale (FNE)	Watson et al. (1969)	他者からの否定的な評価への恐れ
(13) General Self-Efficacy Scale (GSES)	坂野ら (1986)	一般的セルフ・エフィカシー
(14) Hopelessness Scale (HS)	Beck et al. (1974)	絶望感
(15) Japanese Irrational Beliefs Test (JIBT)	松村 (1991)	一般的な非合理な信念の傾向
(16) Life Orientation Test (LOT)	Scheier et al. (1985)	悲観・楽観傾向
(17) Social Avoidance and Distress Scale (SADS)	Watson et al. (1969)	社会不安
(18) Social Interaction Self-Statement Test (SISST)	Glass et al. (1982)	対人関係における肯定的・否定的思考の型

コラム③ アメリカで2番目に影響力をもった心理学者のエリス

アメリカの臨床心理学者 A. Ellis も最初は，精神分析を専攻していたが，クライエントが自己洞察しても治療効果がみられないことから「論理療法」を確立していった。「論理療法」の背景には，G. Kelly や B. F. Skinner, K. Horney の影響がある。
　1950年代には，アメリカにおいて C. R. Rogers に次いで2番目に影響力のある心理学者に選ばれている。1987年に来日している。論文や書籍上の内容から楽観的な人物としてとらえられるが，来日時の印象では慎重な人物であるととらえられた。

2) 問題の同定

認知行動療法では，問題の消失，解決，緩和化が治療目標であることから，問題の明確化，すなわち，問題の具体性，発生（症）時と問題が生じる，あるいは生じた状況などを明らかにしていく必要がある。

表Ⅰ-8から，ⅰ）の問題の発生（症）時について，一般的に発生以来，来談（院）時まで長期間が過ぎていれば治療は難しく，短期間であれば展開しやすい。また，問題の発生状況について，状況（環境）の要因を変化させるだけで，たとえば転校や転勤，辞職するだけで問題が消失することもある。

ⅱ）の問題についての**対処方法**（coping）については，表Ⅰ-10に示すように抽象的問題を具体的に聞いていき，その対処方法を変えていくだけで問題が消失することもある。これを**ストレスマネジメント**（stress management: Pater, 1989）という。また，**不安マネジメント**（anxiety management）とは，とくに心的外傷後ストレス障害（PTSD, post traumatic stress disorder）に対する不安の対処法のことをいう（Pantalon et al., 1998）。

また，ⅲ）のソーシャルサポート（social support）の有無によっても問題の展開が異なり，支えてくれる対象がいることによって問題が解決していくこともある。

ⅳ）の問題（主訴）はどうなったらよいかについては，治療目標と関連しており，クライエントの現実吟味能力やセルフモニタリングの能力がそのことが達成可能かどうかを左右する。

ⅰ）で問題の発生（発症）からあまり時間が経ておらず，ⅲ）でサポートを

表Ⅰ-10 問題の具体性

抽象的問題	具体的行動
無気力	何もしない，イスにぼんやり座る
こだわる	鍵を（何度も）確認する，道を（何度も）引き返す
不安定	相手を叩く，大声を出す
恐怖	泣き叫ぶ，（苦手な場面から）回避する
落ち着かない	仕事中にミスをする，あちこちを見る（視線が定まらない）
不眠	眠るまで布団の中で考え事をする，夜中にトイレのために3, 4回起きる

してくれる対象がなく，iv）で問題の解決目標が，具体的で現実的な場合，そのクライエントに認知行動療法を行うことは適しているととらえられる。

3）治療目標の設定

認知行動療法は，治療者とクライエントとが協働して2）の問題の同定から治療目標を設定し，治療的手段を決めていく協働的経験主義にもとづいている（Beck, 1970）。治療目標は，治療者とクライエントとが2）の問題の同定にもとづき，十分，話し合って設定する。

4）具体的な手段・技法の選択

認知行動療法の具体的な手段・技法は，表Ⅰ-5に示した技法の組み合わせによって決定される。これらの技法は，次の3つに大別できる。①認知そのものを修正・改善する認知再構成法，②訓練法，たとえば自律訓練法（autogenic training），**自己主張訓練法**（assertion training），**社会技能訓練**（SST; social skill training），**不安管理訓練法**（AMT; anxiety management training therapy）などがあげられる。③**問題解決療法**（problem-solving therapy）。この療法は，D'ZurillaとNezu（1999）が創案したもので，問題の性質を変えてみる（たとえば，目標に至ろうとするうえでの障害をなくす），問題を経験した時に生じている苦痛に対する反応を変えてみる（たとえば，目標が達成できないことを受けいれる）などのスキルを考案することによって効果的な対処をし

コラム④　キャリア理論に貢献しているバンデューラ

　心理学の大家A. Banduraは1960年代に行動変容の主要因として観察学習（observational learning）をあげ，1974年にはアメリカ心理学会の会長を務め，1982年に来日し，「人間は自己を客観視できないネズミではない」と述べている。また，彼が1980年代に提示した自己効力感（self-efficacy）に関する研究は，今日注目されているキャリア理論（carrier theory）に影響を与えている。彼は，自己効力感の形成において偶然の出会いがいかに人生に影響を及ぼすのかについて詳細に論考している。彼が，青年期のキャリア形成についてふれているのは，彼の最初の研究が，「青年期の攻撃性」の研究であったからである。

表 I-11　治療目標と治療手段・技法との関係

治療目標	治療手段・技法
認知そのもの（自動思考・スキーマ）の修正・改善	(1) 認知再構成法
軽い不安や恐怖・緊張の消失や緩和化	(2) 訓練法
・金銭，財産問題の解決 ・対人関係・人間関係上の悩みの解決 ・学業上，仕事上の悩みの解決など	(3) 問題解決療法

ていくものである。
　筆者の臨床経験にもとづく治療目標と上記の3つの手段・技法との関係は，表 I-11 に示す通りである。

5）具体的な手段・技法の実践

　表 I-11 の (2) の訓練法の中のリラクセーション法は，不安・緊張・恐怖を緩和化させる代表的な方法である。
　表 I-12 は，リラクセーションの部位と方法を示している。基本的には深呼吸が中心であり，表 I-12 にもとづいて，各2分間の「緊張なしの弛緩」と「緊張させてからの弛緩」を各部位ごと交互に訓練をしていくとリラクセーション

表 I-12　リラクセーションの部位と方法 (Bernstein et al., 1973)

筋肉部位	緊張	リラックス
手	こぶしを硬く握る	指をだらりとさせる
腕	肘を曲げる	肘を伸ばしてゆったり
額	額にしわを寄せ，眉をひそめる	しわを伸ばしてゆく
目	硬くつぶる	目の周りをゆったり
顎	歯をくいしばる	歯をゆるめる
首	首を後ろに曲げる	楽な位置に戻す
肩	すくめて，上げる	おろす
胸	深く息を吸って止める	胸筋をゆるめる
おなか	腹筋を硬くする	腹筋をゆるめる
足	つま先を遠く下の方向に押す	元の位置に戻す
呼吸法		体全体をゆったりとリラックスさせる

表 I-13　対人恐怖症の不安階層表 (長尾, 2001)

段階	不安場面
1	教室で自己紹介したり，発表したりする時
2	美しい女性と1対1で話をする時
3	初対面の人と話をする時
4	他の人が自分の顔や服装を見ていると意識して話をする時
5	普通の女の子と話をする時
6	仲間（男性）と話をする時
7	友人と顔をつき合わせて話をする時
8	電話で話をする時（相手の顔が見えない，相手から見られない）
9	作業しながら，相手の顔を見ないで話をする時
10	家族と電話で話をする時

注：段階10から脱感作していく（男性クライエントの場合）

表 I-14　問題解決療法の段階 (Nezu et al., 2007)

段階	内容
段階1	問題の性質および状況を明らかにし，見通しをつける
段階2	問題状況をどのように変え，問題をいかに解決するか現実的目標を定める
段階3	創造的に複数の解決方法を考える
段階4	結果を予測し，解決方法の実行についてのプランを立てる
段階5	選択した解決方法を試して，実行可能かどうかを明らかにする

は果たされやすい。

　また，訓練法の中で段階的に不安や恐怖を緩和化していく方法として**系統的脱感作**（systematic desensitization: Wolpe, 1961）があり，その例として表 I-13に示すような方法がある。

　表 I-11の（3）に示した問題解決療法も表 I-14に示すように段階を追って問題を解決していく方法である。

　認知行動療法の主体は，表 I-11に示す（1）の認知再構成法である。

　ここで表 I-8にもとづいて行った「人前で発表する際，緊張してしまう」という問題をもつAさん（30歳，男性，会社員）のインテーク面接の結果をもとに認知再構成法の具体的な進め方について説明をしていきたい。

　ケースAのインテーク面接の結果は，表 I-15の通りであった。

表 I-15　ケース A のインテーク面接の結果

(1) 問題（主訴）：2ヵ月前に社内で自分の作成した設計図案について約 100 名の会社員の前で発表し，緊張してしまった。
(2) 家族構成：父親 58 歳の教師と母親 55 歳の主婦の長男で下に妹がいる。ケース A は独身
(3) 既往歴と治療歴：なし
(4) 成育歴：乳幼児期はとくに問題はない。小学・中学校時は「よい子」で優等生。高校時より時々，人前で緊張していた。大学卒業後，すぐに建設会社に入社。友人は少ない。
(5) 本人の特徴：やや神経質，まじめで几帳面，内向的

問題について
ⅰ）いつから生じたのか…2ヵ月前
ⅱ）問題にどのように対処してきたか…母親と相談したがとくに解決法はなかった
ⅲ）支えてくれる人はいるか…母親のみ
ⅳ）問題がどうなったらよいか…人前で緊張しないようになること

　認知再構成法の認知行動療法では，Ellis（1957）のいう「非合理的信念」，あるいは Beck（1963）のいう「自動思考」や「スキーマ」の改善・修正をねらう。「非合理的信念」とは，不健康で非論理的な信念のことをいい，いわゆる「思いこみ」の意味に類する。また，Beck（1963）は，認知を「自動思考」「推理の誤り」「スキーマ」の 3 層の階層構造としてとらえ，「自動思考」とは，ある出来事から即座に生じる考え，「推論の誤り」とは，思いこみ，「スキーマ」とは，幼児期より形成された個人の根強い基本的な思考内容のことをいう。
　認知再構成法の治療では，これらの非合理的信念，あるいは自動思考やスキーマの内容を面接やセルフモニタリング，心理テスト（例：付録 2 を参照）を用いて明らかにしていく。
　表 I-15 の内容を図 I-2 の認知理論の図式に当てはめて，ケースフォーミュレーションをすると図 I-4 のように図示できる。
　ケースフォーミュレーションとは，図 I-4 に示すように「問題」の内容が，「自動思考」あるいは「スキーマ」とどのように関係しているかの治療仮説を設定することである（Persons, 1989）。
　表 I-15 と図 I-4 によれば，ケース A の「問題」は，人前で発表時に緊張することであり，「治療目標」は，この「問題」の消失である。また，「問題」の背景には，「緊張して発表がうまくいかないだろう」という「自動思考」が生じ

20　I　理論編

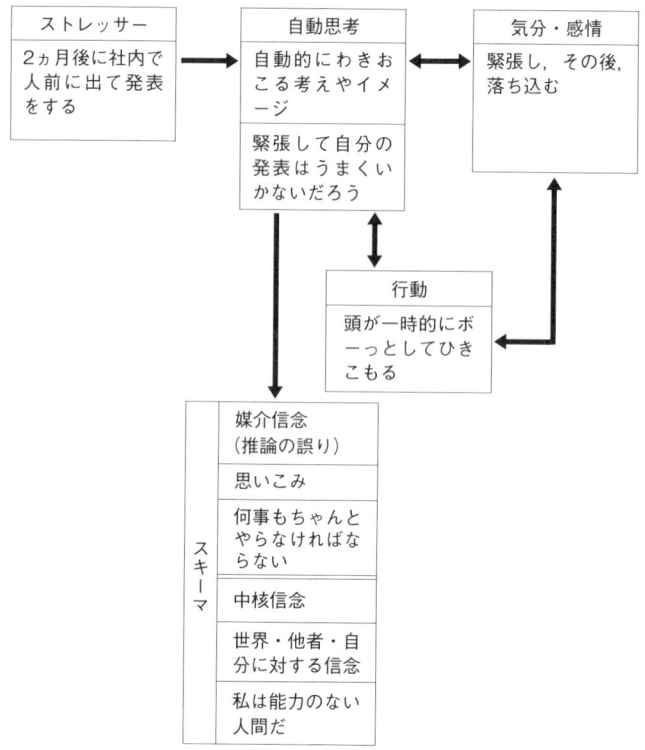

図I-4　ケースAのケースフォーミュレーションの図式

ること，さらにその「自動思考」の背景には，「何事もちゃんとやらなければならない」という「媒介信念」があり，さらにその奥の価値観・人間観は，「私は能力のない人間だ」という「中核信念」があるという治療仮説が設定されている。

　このようなケースフォーミュレーションを行ううえで表I-16の示すような特徴をもつソクラテス的対話（Socratic dialogue: Beck et al., 1979, Ellis, 1962）を行う。

　表I-16から，ソクラテス的対話には，協働的経験主義にもとづき，来談者中心療法の共感，受容の技法と同様にクライエントの意見や感情を重視して，打ち合わせをしていく態度が必要なことがわかる。

Beck (1976) によれば，図 I-4 に示すような「自動思考」や「スキーマ」が問題となるのは，クライエントの歪んだ認知があるという。

表 I-17 は，歪んだ認知の代表的なものである。

表 I-16　ソクラテス的対話の特徴（Beck et al., 1979）

(1) 互いにひとつの考えについて検討する
(2) クライエントに対する時間を与える
(3) 理解を深めるために質問を提起する
(4) クライエントの意味することを理解しようと努める
(5) 互いの立場を認め合う
(6) 互いの立場を明確にする
(7) 役立つと思われるデータを積極的に分かち合う
(8) 互いの立場と傾向の違いを検討する
(9) コンセンサスと理解のために努める
(10) 究明することに重点を置く
(11) 共通の視点をもつ

表 I-17　歪んだ認知の種類（Beck, 1976）

歪んだ認知	説　明
(1) 感情的理由づけ	感情を優先。死にたい気分なのでこの先よいことはない
(2) 過度の一般化	次から次に不採用になるともう就職できないと思いこむ
(3) 非論理的な思考	先生から呼び出されたので私は何か悪いことをしたのだろう
(4) all-or-nothing 思考	私の意見に反対する人は敵だなどと黒か白かを区分する
(5) べき・でなければならない思考	決めつける。人前で立派に発表すべきだ
(6) 将来についての予想	ダイエットを1週間してやせないのでもうダメだ
(7) 読心術	人の心を決めつける。子どもがいないから子どものことがわからない人だ
(8) 好ましくないことを選択して注目	わるいところばかりをみる。英語の成績がわるいからバカだ
(9) 悲劇的な把握	わるいようにとる。この人にふられたら一生悲劇だ
(10) 自分への過度の関連づけ	自分のせいにする。試合に負けたのは自分のせいだ
(11) レッテルはり	勝手な決めつけをする。女はダメだ

注：(5) については**完全主義**（perfectionism）ともいう。

表Ⅰ-17に示す歪みは，図Ⅰ-4に示すような自動思考やスキーマの治療仮説を設定するうえで参考になる。

図Ⅰ-4に示すような治療仮説が設定されれば，表Ⅰ-18に示す順で認知行動療法が開始される。表Ⅰ-18に示すように治療者とともに話し合って各回，アジェンダ（agenda）を作成していく。

表Ⅰ-18のアジェンダとは，各回ごとに検討し，達成されるべき課題をいう。このアジェンダを達成するために面接場面以外での日常生活において自分自身の状態をみていくセルフモニタリングを表Ⅰ-19に示す記録項目にもとづいて毎日，時刻を決めて記述していく。これをホームワークという。

セルフモニタリングを行うメリットは表Ⅰ-20のような点がある。

表Ⅰ-20より，セルフモニタリングを行うことによってクライエント自らが，治療を計画通りに進めているかどうかが明白になることがわかる。また，自己責任と自己直面が生じることがわかる。

セルフモニタリングのホームワークを行っていないクライエントに対しては，面接でうつ状態や治療動機づけの程度や治療関係を見直して話し合い，認

表Ⅰ-18　認知再構成法の進め方

(1) 前回から今日までのクライエントの様子（主要な出来事，実行したこと，目立った変化，今日の気分）について確認：「まず，前回から今日までの様子を伺います。いかがでしたか？　何か実行したことがあれば聞かせてください」
(2) 各回で取り扱うアジェンダの設定を協力して実行：「それではアジェンダを一緒に作りましょう」
(3) ホームワークの検討：ホームワークの内容を確認し，各回のアジェンダとして取りあげるかどうかを検討する
(4) アジェンダとして協力して設定した項目への取り組み：1回のセッションで取りあげるアジェンダの項目は2つ以内にすることが好ましい。アジェンダ項目には，クライエントの考えも考慮に入れ，治療目標を第一に考えて優先順位をつける。1つのアジェンダ項目を終了する時に必ずまとめを行う
(5) ホームワーク課題の設定：次回までに実行するホームワークについての確認を行う
(6) 各回のまとめと最後の質問：クライエントとともに各回で話し合われたことについてまとめを行う。まとめを行うことにより，どのような進展があったか明確にすることができる。話しておきたかったことはないか最後に質問し，もしあれば次回のアジェンダにすることを提案して回を終了する

知行動療法を行うことを再検討する必要がある。

治療者は,クライエントとの治療初期のアジェンダを作成にあたり,表Ⅰ-21に示すような質問をして自動思考に疑問を投げかけてクライエントに新しい認

表Ⅰ-19　セルフモニタリングでの記録項目

状　況 ↓	以下のいずれかを記載する a. 不快な気分・感情をもたらす実際に起きた出来事 b. 不快な気分・感情をもたらす思考の流れ c. 不快な身体感覚
自動思考 ↓	a. 気分・感情よりも先に生じた自動思考を書き出す b. 自動思考に対する確信度を0～100%の尺度で評点化する
気分・感情	a. 悲しみ,不安,怒りなどを具体的に記載する b. 気分・感情の度合いを1～100%の尺度で評点化する
合理的な反応 ↓	a. 認知の誤りを突き止める b. 自動思考に対する合理的な反応を書き出す c. 合理的な反応に対する確信度を0～100%の尺度で評点化する
結果	a. その後の気分・感情を具体的に記載し,0～100%の尺度で評点化する b. 行動の変化を書き出す

表Ⅰ-20　セルフモニタリングのメリット (Wright et al., 2010)

・変化にむけた計画にクライエントの注意を引きつける。計画通りに進める努力を重ねるように促すことができる
・変化に対する肯定的な強化を提供する
・責任能力を高める
・計画を続行する際に生じる問題を特定するのに役立つ
・刺激コントロール法の使用を促し,望ましい行動や望ましくない行動を決定する
・変化を後押しする認知やそれを妨げる認知にスポットを当てる手助けになる
・進行状況を現実的な基準で評価できるようにする

表Ⅰ-21　治療初期におけるクライエントとのアジェンダ作成の進め方

(1) 今の「自動思考」「スキーマ」がその通りであることの根拠(理由)は何かを聞く
(2) 今の「自動思考」「スキーマ」のメリットとデメリットは何かを聞く
(3) 今のままであったら最悪でどんなことが生じるかを聞く
(4) 他の人ならあなたのような問題が生じた時,どのように対処するかを聞く
(5) さまざまな角度から新しい考え方,とらえ方を考えていきましょうと進める

表Ⅰ-22　ケースAの認知行動療法の展開

回	アジェンダの内容
第1回目	インテーク面接
第2回目 第3回目	「認知行動療法の説明」と表Ⅰ-21にもとづく，今の「自動思考」「スキーマ」の問題の明確化
第4回目 第5回目 第6回目 第7回目	日常生活で自分と他者が「ちゃんとすべてやっていない」行動をしたり，それを見た時の気分・感情をセルフモニタリングしていき，否定的な気分・感情を低減させる
第8回目 第9回目 第10回目	社内で3〜5名のグループの中に入っていき，自分が本当に能力のない人間かどうかを確認していくセルフモニタリングをしていく
第11回目	表Ⅰ-12のリラクセーション後，社内の30名の前で自分の意見を述べて緊張しないようになる
第12回目	今までの「自動思考」「スキーマ」のおかしさに気づき自信をもつ

注:「認知行動療法の説明」とは，「心理教育オリエンテーション」ともいい，具体的には，治療目標の明確化と「認知再構成法，ものの見方，考え方を変えていく治療」の説明と面接回数，セルフモニタリング，ホームワークの実施の説明や守秘義務の伝達のことをいう。

知を構成していくように進めていく。その際，重要なことは治療者の柔軟な思考や生き方の哲学であり，クライエントのもつかたくなな信念に反証や疑問をもたせる治療者の器の大きさや広さが治療を左右しやすい。

表Ⅰ-19に示す「気分・感情」の記述において，問題（症状）の頻度や持続時間を記述し，その内容に応じて気分・感情を評定する尺度を選択し，その尺度から自己評定をしていく。また，各回のアジェンダの作成は，表Ⅰ-13のようになるべく達成可能なものから段階的に展開していくとよい。そのねらいは，否定的な自動思考・スキーマを肯定的に変化させていくことにある。

表Ⅰ-15に示したケースAの認知行動療法の展開は，表Ⅰ-22の通りであった。

表Ⅰ-22より，クライエントの問題と自動思考・スキーマとの関連が明確になれば治療は展開しやすいことがわかる。また，アジェンダを4回目〜7回目と8回目から10回目とに分けて段階的に設定したことや11回目の実際の発表

前のリラクセーションが奏功していることがわかる。

6) 効果の検証

表I-22の11回目のようにケースAの治療目標である「人前で発表しても緊張しなくなる」ことが達成されれば，認知行動療法の効果があったととらえられる。効果の検証については，クライエント自身か第三者が評定するか，客観的にクライエントを観察してか，それともある評定尺度を用いて行うかを考えていく必要がある。

7) 効果の維持と般化

これは，治療後のフォローアップとも関連し，認知行動療法を終結して再発があるかないか，また，パニック障害の例でよくみられるように内向的であったクライエントが，治療後，外向的となるという般化（generalization）がみられるかをみていくことをいう。

8) 再発予防の計画

とくにアルコール依存症や薬物依存症などの物質乱用（substance abuse）のクライエントに対して再発（relapse）を予防することは容易ではない。また，うつ病の再発率は，約80％といわれており，非常に高い（Keller et al., 1998）。しかし，青年期のうつ病クライエントに対して認知行動療法を行った場合，その再発率が低いことが示されている（Clarke et al., 2001）。

うつ病の再発予防の心得として表I-23に示すものがある。

表I-23より「うしろ向き」な思考に注意をし，調子の悪い時には少し休み，自己の状態をチェックし，治療を継続していくことが必要であることがわかる。

9) 終　　結

治療が計画通りに終了したら，治療者とクライエントとは治療終結を確認し，再発が生じた場合，再度，来談（院）するように伝えておく。

10) フォローアップ

治療終結後，半年から1年後，クライエントのその後の状態をみていくことをいう。再発予防としてフォローアップを行うことが望ましい。行動療法学派では，治療効果の研究として，プロジェクトを組んで大がかりなフォローアップを行うことが多い。とくに最近では心理療法による心の**変容の段階**（the stages of change）についての研究をフォローアップをもとに行っている。

表I-23 再発予防の心得（鈴木ら，2011）

(1) うしろ向きな自分になりやすい考え方や生活パターンを把握する
  ・うしろ向きな考えは，どのような場面で浮かびやすいか？
  ・その考えは，どのようにエスカレートしやすいか？
  ・うしろ向きな自分になると，どのような生活パターンになりやすいか？
  ・そのような生活パターンになると，どのような考えが浮かびやすいか？
(2) 苦手な場面や落とし穴になりそうな場面をあらかじめ予想して対処する
  ・苦手な場面でどのように考え，どのように行動するかをあらかじめ準備する
  ・うしろ向きな考えが浮かんだら，すぐ打ち消す（学んだ工夫を活用）
  ・悪い生活パターンになる前に，何か変化をつけてみる（学んだ工夫を活用）
  ・うしろ向きな気持ちと悪い生活パターンの悪循環を断ち切る
  ・「うしろ向きな自分」と仲良くしない，「前向きな自分」を可愛がる，育てる，励ます，仲良くする
(3) 小さな達成感を生活の中に増やす
  ・大きな目標，難しい課題だけを目指していくのは避ける
  ・小さな目標，具体的な目標，達成可能な目標を必ず意識する
  ・「今日もできた」という小さな喜びは，元気の源
  ・「できなかった理由」の分析をしても，できるようにはならない
  ・「できたこと」を毎日確認することで，できることは必ず増えていく
(4) "調子の悪いときはしばし休憩"の原則
  ・「落ち込まないようになること」を目指すのではなく，落ち込んでも「早めに対処すること」「大きく崩れないこと」を目指す
  ・悩んでいることにとらわれない，「ちょうどよい無責任」「健康的ななぐさめ」「前向きな楽観主義」は自分を元気にする
  ・「しんどい」ときはひとまず休憩
  ・「うつの兆候」が見えたら受診する
(5) 自己判断は「落とし穴」
  ・調子がよくても，しばらく服薬は必要。薬を「やめる」「減らす」は必ず主治医と相談する
  ・受診日には，調子がよくても必ず受診する
  ・1人で出口が見つからないときは，家族・主治医などに必ず相談する
  ・少しでも「調子の悪さ」があれば，主治医に報告する

コラム⑤　心的外傷はことばではなく，五感で再処理していく

　心的外傷後ストレス障害（PTSD）のクライエントに対しての治療は，ことばを媒介とした心理療法が主であるが，F. Shapiro が創案した EMDR（eye movement desensitization and reprocessing）は，眼球運動の脱感作によって不安・恐怖を低減させるという五感に働きかける療法である。彼の療法の特徴は，ことばでは明確に説明できない記憶を五感を用いて再処理していく点にある。わが国でも阪神大震災の被災者に対してこの EMDR を行い，PTSD の緩和化が生じたという。Shapiro はこの方法を理論化して適応情報処理モデル（adaptive information process model）まで展開している。

II

臨床編

1 各精神疾患と認知スキーマとの関連仮説について

　筆者の臨床経験にもとづくうつ状態・うつ病，パニック障害，対人恐怖症（社会恐怖症）の各精神疾患とクライエントの問題から生じる自動思考の背景にある認知スキーマ（中核的信念）との関連については，表Ⅱ-1の通りである。
　表Ⅱ-1の内容は，あくまでも筆者の臨床経験にもとづく治療仮説であり，行動療法学派が行う科学的根拠にもとづくものではない。
　表Ⅱ-1に示す各精神疾患のスキーマ内容を参考にして各精神疾患別に認知行動療法の進め方についてふれたい。

表Ⅱ-1　各精神疾患と認知スキーマとの関連

精神疾患	クライエントの意識の方向性	スキーマ内容
うつ状態 うつ病	自己の評価	自分はダメな人間だ
パニック障害	身体感覚 健康感	今にも死ぬのではないか
対人恐怖症 （社会恐怖症）	他者からの評価	人前で立派に自己を示すべきだ

　注：うつ状態・うつ病クライエントのメランコリー親和型の者に「よい子」「真面目，几帳面」が多いのは本当の自信がなく，自己評価が低いことによる。また，ディスチミア親和型の者に「うぬぼれ，ルーズ」な特徴があるのも本当の自信がなく，自己評価が低いことによる。

2 うつ状態・うつ病の認知行動療法

1) アセスメント

問題となるうつ状態（depression state）・うつ病（depression）の精神症状は，気分の落ちこみ，悲しみ，落胆，憂うつ，空虚感，後悔の念，無関心，絶望，意欲の低下，決断力欠如などがあげられる。また，身体症状として，食欲・性欲の低下，不眠，疲労感などがある。うつ状態・うつ病の精神医学的診断は，ICD-10 や DSM-Ⅳ にもとづいて行う。

アメリカでは，5人に1人が1ヵ月間にうつ状態のうちの1つの症状をもつといわれており，アメリカのうつ病の生涯有病率は，男性で 5～12％，女性で 10～25％ であるといわれている（Emery, 1999）。

2) 認知行動療法が適用できるクライエント

認知行動療法の適用は，うつ症状が軽症か中程度のクライエントが望ましい（クリニカルエビデンス ISSUE9, 2004）。とくに単極性うつ病に効果があり（Embling, 2002），双極性障害（bipolar disorder）にも効果があるといわれている（Lam et al., 2003）。しかし，大うつ病（major depression）のクライエント

コラム⑥　精神分析から因子分析へ

イギリスの H. J. Eysenck は，実証性という点を強調した心理学者である。モーズレイ病院で精神分析についての研究を始め，精神分析療法の効果に疑問を抱き，その効果についてを反証し，行動療法を創案している。行動療法という語は，彼が初めて創案したといわれているが，B. F. Skinner の弟子 O. R. Lindsley であるという説もある。

Eysenck は精神分析よりも因子分析（factor analysis）を用いて，とくに神経症（neurosis）についての研究を行ってモーズレイ性格検査（MPI, Maudsley personality inventory）を作成している。

に対しては顕著な効果は示されていない (Leichsenring, 2001)。また，薬物療法との併用は大きな効果が示されている (Keller et al., 2000)。

従来のうつ状態・うつ病は，内因性 (endogenous) の精神病 (psychosis) か，それとも心因性 (psychogenic) の神経症 (neurosis) かの鑑別が重視されていたが，認知行動療法を適用する場合，パーソナリティ構造の中の認知を重視することからこの鑑別に関して治療上，大きな力点を置かない。

昨今の臨床現場では，従来の真面目，几帳面，徹底的，執着的なメランコリー親和型のクライエントよりも表Ⅱ-2 に示すわがまま，未熟でうぬぼれのあるルーズで，薬効が乏しく，状況によってうつ状態が変化していくディスチミア親和型のクライエントが注目されている。認知行動療法では，前者のタイプには，かたくなな認知に気づかせて柔軟な認知構造の形成を，後者のタイプ

表Ⅱ-2 青年期うつ病の2つのタイプ (樽味, 2005)

	メランコリー親和型	ディスチミア親和型
関連する気質・病態	執着性格 メランコリー性格 笠原・木村分類のⅠ-1 型	スチューデントアパシー 退却神経症と無気力，抑うつ神経症 逃避型うつ病，未熟型うつ病
病前性格	社会的役割・規範への従順 規範に対して好意的同一化 秩序を愛し，配慮的で几帳面 基本的に真面目，努力家，仕事（勉強）熱心	自己自身（役割抜き）への愛着 規範に対して「ストレス」を感じる 秩序への否定的感情と漠然とした万能感 過度の自負心，自己中心的，こだわり，未熟
症候学的特徴	焦燥と抑うつ 疲弊と罪悪感（申し訳なさの表明） 深刻な自殺念慮	不全感と倦怠 回避と他罰的感情（他者への非難） 衝動的な自傷，軽やかな自殺企図
治療関係	適切な距離感	依存的，ときに回避的，両価的
薬物への反応	多くは良好（病み終える）	多くは部分的効果（病み終えない）
認知と行動特性	疾病による行動変化が明らか	どこまでが「生き方」でどこからが「症状経過」かが不分明
予後と環境	休養と睡眠で全般に軽快しやすい 場・環境の変化に対する反応はさまざまな場合がある	休養と服薬のみでしばしば慢性化する 置かれた場・環境の変化で急速に改善することがある

には，未熟な認知に気づかせて現実的な認知構造の形成をねらうことが多い。また，後者のディスチミア親和型のクライエントに対しては，認知行動療法のみならずSST（社会技能訓練，social skill training）や集団心理療法（group psychotherapy）の併用が奏功しやすい（長尾ら，2012）。

3) 方　法

①インテーク面接を表Ⅰ-8にもとづいて行い，認知行動療法が適用できるクライエントかどうかを既述した2）にもとづいて判断する。また，その回に認知行動療法が適用できるクライエントと判断できたら，次回までにクライエントに現在の日常生活のスケジュール表（1週間）を作成してもらい，それを持ってくるように伝える。またその場で表Ⅰ-9の（5）のBeck Depression Inventory（BDI）や本書の付録1のうつ質問紙を実施してもらい，うつ状態の程度をみるのもよい。

②第2回目では，治療者のほうから認知行動療法の今後の進め方について，表Ⅱ-3に示す心理教育オリエンテーションをする。その際，表Ⅱ-3をクライエントに見せて説明をする。

③また，治療者は，クライエントが作成した1週間のスケジュール表の内容やBDIの得点をもとに現在の活動性の程度を判断し，活動性の程度が乏しいクライエントの場合には，表Ⅱ-3の⑥の「行動活性化」訓練のみを行う。その具体的なプランは，治療者とともにアジェンダを作成し，各回でクライエントの活動についての達成感を確認していく（表Ⅱ-4）。

「行動活性化」訓練において，10回程度の面接では，表Ⅱ-4の（F）の行動における達成感が80％以上にならないこともある。その場合は，面接のみを継続することもある。達成感は，疲労感がなく，マイペースで行い，他者との会話において自己主張が強くなると高まる。

④最初から活動性のあるクライエントや表Ⅱ-4の（F）の行動の達成感が80％以上感じられたクライエントに対しては，本書の理論編で述べたクライエントのセルフモニタリング（表Ⅰ-19）にもとづき問題内容と自動思

表Ⅱ-3　うつ状態・うつ病のクライエントへの認知行動療法の進め方の心理教育オリエンテーション

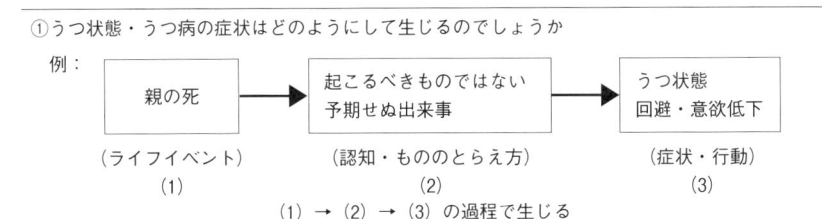

①うつ状態・うつ病の症状はどのようにして生じるのでしょうか

例：

| 親の死 | → | 起こるべきものではない
予期せぬ出来事 | → | うつ状態
回避・意欲低下 |

（ライフイベント）　　　　（認知・もののとらえ方）　　　　（症状・行動）
　　(1)　　　　　　　　　　　　　(2)　　　　　　　　　　　　　(3)
　　　　　　　　　(1) → (2) → (3) の過程で生じる

②どのようにしたらうつ状態・うつ病の症状は軽くなるのだろうか
　上記の (2) 認知を変えていく。たとえば「誰もが死んでいく，親は，あの世で私を見守っている」として受けとめると症状は軽くなります

③あなた独自の認知の内容を私との面接（1回50分間，計12回程度）で探していき，それを前向きな認知に変えていきましょう

④③の実践のためには，日常の生活上の自分の気分・感情，経験，そのとらえ方を自分でチェックしていきます（セルフモニタリング）

⑤ホームワークといって認知（もののとらえ方，考え方）を変えていく練習を面接外でも行っていきます

⑥②～⑤の課題が難しく，活動性が乏しい場合には，日常生活で活動性を高める練習をしていきます

表Ⅱ-4　行動活性化の展開例

回	アジェンダの内容	達成感
第3回目	(A) 1日15分間の散歩	達成感を0～100%で自己評定していく，(A)～(F)の段階ごとの行動の達成感が，80%以上であれば次の段階の行動へ進めていく
第4回目 第5回目	(B) 1日30分間の散歩	
第6回目 第7回目	(C) 1日30分間の散歩と他者と1時間の会話	
第8回目	(D) 1日30分間の散歩と1時間の外での買い物	
第9回目 第10回目	(E) 1日30分間の散歩と他者と1時間の会話と1時間の外での買い物	
第11回目 第12回目	(F) 洗濯と掃除と1時間の散歩と1時間の他者との会話	

注：なるべくひとりで行動をすること。他者とは家族以外の者が望ましい。アジェンダの内容は，達成感次第で早く展開し，表Ⅱ-4に示す回数よりも早く終わることが多い。

考・スキーマとの関係をみていくケースフォーミュレーションを行って認知再構成法を行っていく。その進め方は，表Ⅰ-18 に示した通りに行う。

クライエントに対して表Ⅰ-19 にもとづくセルフモニタリングを行ってもらう場合，表Ⅱ-5 に示すような治療者による説明がいる。その際，クライエントに表Ⅰ-19 と表Ⅱ-5 を渡して説明をする。

治療者は，各回のクライエントの書いたセルフモニタリング内容に対して表Ⅰ-16 に示したソクラテス的対話によって表Ⅰ-21 のようにクライエントの自動思考の根拠（理由）やその一長一短を聞いていく。たとえば，「そのように考える根拠は何でしょうか」「いつもその考えが浮かびますか」「そのように考えることの利点と損な点は何でしょうか」と聞いていく。このことは強く楽観的な考えを推し進めるのではなく，あくまでも状況を正確にクライエントに見つめさせ，合理的に考える姿勢を問うためである。ホームワークでは，今の自動思考よりも合理的で前向きな考えを見つけていき，その考えが浮かんだ時の状況とうつ気分の程度との関係をみていく。

クライエントの自動思考の背景にある推論の誤りについてを気づかせるためには表Ⅰ-17 に示す歪んだ認知内容が参考になる。一般にうつ状態・うつ病のクライエントの認知の歪みは，表Ⅰ-17 の（4）all or nothing 思考，たとえば自分はダメな人間か完全に良い人間かとどちらかに単純に決めてかかる，（5）

表Ⅱ-5　セルフモニタリングの説明の仕方

(1) 1日のうちで強いうつ気分が生じたり，身体の調子が悪かった時の時刻とどのような「状況」で生じたのか，たとえばテレビで暗いドラマを見た後などと書いてください。
(2) (1)の状況の時，あなたは，どのような考えやイメージが浮かびましたか。これを「自動思考」といって，たとえば自分もテレビドラマに出た人のようにわびしい人生を送るのではないかというような考えです。その内容を書いてください。浮かばなければ無理に書かなくてもかまいません。
(3) (1)の状況の時のうつ気分の程度を1〜100％の数値で自己評定して書いてください。
(4) (2)のような自動思考に陥らない新しい考え方やとらえ方（合理的反応）があるかどうかをその都度具体的に書いてください。
(5) 合理的反応が思いついたらその結果を書いてください。

べき・でなければならない思考，たとえば人前では立派にふるまうべきと決めてかかる，(9) 悲劇的な把握，たとえば何でも悪いように推論していくことが多い。このような歪んだ認知の背景には，表Ⅱ-1 に示した「自分はダメな人間だ」というスキーマがあることが多い。

　Beck (1976) は，うつ病クライエントのもつ「自己に対する否定的概念」「人生に対する否定的解釈」「将来に対する空虚で絶望的な考え」の 3 つの兆候 (negative cognitive triad) をあげている。

　認知再構成法でのケースフォーミュレーションで，2 回～ 3 回の面接を行ってもクライエントが自動思考・スキーマのおかしさ（推論の誤り）に気づかない場合や治療者による推論の誤りの指摘への抵抗が強い場合には，本書の付録 2 に示す町沢 (2004) のうつ病認知スケールを実施し，その結果を話し合うか，あるいは治療者が，表Ⅰ-17 の (4) all or nothing 思考，(5) べき・でなければならない思考，(9) 悲劇的な把握のうちの 1 つを取りあげて「あなたにこのような傾向はありませんか。それがうつ気分を高めていませんか」と聞いていくと展開しやすい。

　こうして表Ⅰ-22 の例のように計 12 回の面接でうつ気分の背景にある自動思考・スキーマのおかしさに気づかせ，新しい前向きな認知を形成させ，とくにダメな人間ではないことに気づかせ，それを日常生活で練習させて，うつ気分を低減させていくのである。

　具体的なケースとして図Ⅱ-1 に軽症うつ病のケース B を示した。

> ケース B
> 23 歳　女性　無職・独身
> 問題（主訴）：大学を卒業し，薬局の受付の仕事に就くが，上司から注意されうつ状態が生じ，1ヵ月で退職する。ひとりっ子でわがままに育つ。不眠，意欲低下，絶望感がみられるが，彼氏とのつき合いではうつ状態は低減する。
>
> 治療過程　(1) インテーク面接
>   活動性がある程度あることから認知再構成法を行うインフォームドコンセントを得る。週1回50分間の面接。薬物療法は行わない。
>   (2) 2回目
>   クライエントの1週間のスケジュール表をもとに心理教育オリエンテーションを行う。
>   (3) 3回目～6回目
>   各回でどのような時にうつ状態が生じるかを中心にセルフモニタリングを行ってもらう。また，うつ状態が生じない状況やその時の考え方や行動について記述してもらうホームワークを何回も行う。
>   (4) 9回目～12回目
>   クライエントの自動思考の「何でも悪いように推論する」に関して，実際にホームワークで「悪くなっているのか」をチェックしてもらう。その結果，自動思考が思いこみであることに気づき，次の仕事をみつける意欲が生じ，うつ状態は消失する。

図Ⅱ-1　ケースBの治療過程

コラム⑦　ブリーフセラピー（短期療法）の歴史

　治療期間の問題に最初に注目したのは精神分析学派のO. Rank であった。彼は，クライエントの治療者との別れについてこだわり，治療は短期間であることを勧めた。
　その後，精神分析療法では，J. Mannの12回を限度とするブリーフセラピー（brief therapy）などが唱えられ，1950年代には，M. H. Ericksonに始まる家族療法家が短期心理療法を強調し，1980年代には，この流れから，S. de Shazer らの解決志向的短期療法（solution-focused brief therapy）へと展開していった。
　今世紀に入ってとくにアメリカでの保険政策において心理療法の短期化が推し進められ，A. Bandura が1970年代より始めていた短期の認知行動療法が注目されるようになった。

3 強迫性障害の認知行動療法

1) アセスメント

強迫性障害（obsessive compulsive disorder）は，強迫症状（obsessions and compulsions），つまり自分でも非合理だと思う考えがひとりでに浮かんできて，しつこくくり返される強迫観念と，駆り立てられるようにしないではいられないと感じてくり返される強迫行為の2種類の症状を有する（表Ⅱ-6）。これらの強迫症状は，強迫性障害のクライエントのみならず，うつ病圏，統合失調症圏，適応障害圏のクライエントにも有することがある。

2) 認知行動療法が適用できるクライエント

強迫性障害のみの精神疾患のクライエントに認知行動療法は適用しやすく，

表Ⅱ-6　強迫症状の特徴（DSM-Ⅳ, 1994）

強迫観念
(1) 反復的，持続的な思考，衝動または心像であり，それは障害の期間の一時期には，侵入的で不適切なものとして体験されており，強い不安や苦痛をひきおこすことがある。
(2) その思考，衝動または心像は，単に現実生活の問題についての過剰な心配ではない。
(3) その人は，この思考，衝動または心像を無視したり抑制したり，または何か他の思考または行為によって中和しようと試みる。
(4) その人は，その強迫的な思考，衝動または心像が（思考吹入のように外部から強制されたものではなく）自分自身の心の産物であると認識している。

強迫行為
(1) 反復的行動（例：手を洗うこと，順番に並べること，確認すること）または心のなかの行為（例：祈ること，数を数えること，声を出さずに言葉を繰り返すこと）であり，その人は強迫観念に反応して，または厳密に適用しなくてはならない規則にしたがって，それを行うように駆り立てられていると感じている。
(2) その行動や心のなかの行為は，苦痛を予防したり，緩和したり，または何か恐ろしい出来事や状況を避けることを目的としている。しかし，この行動や心のなかの行為は，それによって中和したり予防したりしようとしたものとは現実的関連をもっていないし，または明らかに過剰である。

飯倉（2007）によれば，強迫性障害以外の他の精神疾患で強迫症状を有するクライエントには適用しにくく，①行為が緩慢なクライエント，②物をためこむクライエント，③強迫観念が次々に浮かぶクライエント，④病識が乏しいクライエントには，認知行動療法は奏功しないという。

また，強迫症状が自我親和的（ego syntonic）か自我違和的（ego alien）か，発症からどの程度時間が経ているのかが重要であり，なるべく自我違和的な強迫症状で発症よりあまり時間を経ていないクライエントが適用しやすい。児童の場合には，強迫症状を自我違和的にさせるために症状について特殊なネーミングをつけさせて外在化（externalization）することが好ましい。なお，重症強迫性障害とは，1日に4時間以上強迫症状にふり回されるクライエントのことをいう（Huppert et al., 2005）。

3）強迫性障害の認知行動療法理論とその治療法

強迫観念と自動思考とは大きな違いがみられる（表Ⅱ-7）。クライエントは，自動思考の内容を信じているが，強迫観念は非合理で意識に侵入してくることから異質なものとして感じているという違いがある。つまり，強迫観念については，図Ⅰ-1や図Ⅰ-2に示される認知を基準とした観点ではとらえにくい特徴がある。

ばかげているとわかって（認知して）おきながらも不潔を恐れて何度も手を

表Ⅱ-7 強迫観念と自動思考の比較 (Salovskis, 1985)

項目	強迫観念	自動思考
意識との関係	意識へ侵入する	意識と並行する
気づく可能性	非常に容易	訓練しても難しいことがある
侵入性	高い	低い
合理性	非合理的	合理的
信念との関係	一貫しない（自我違和的）	一貫する（自我親和的）
外的刺激との関係	部分的	部分的
どこから生じているか	自分のなか	自分のなか
形式	言語・イメージ・衝動	言語・イメージ
内容	個人特有	個人特有

注：侵入性とは，実際に可能性の少ない不安内容が次第に高まる侵入思考（intrusive thoughts）にもとづくということ。

洗う（強迫行為）のは，手が汚れたという出来事に対する認知的評価ではなく，手が汚れているのではないかという個人が解釈する強迫観念によるととらえられる（Salkovskis, 1985）。Salkovskis（1985）は，図Ⅱ-2に示すような強迫性障害の認知行動理論を唱えている。

たとえば，外出をするという出来事の時，「鍵を閉め忘れたかもしれない」という「侵入思考」が生じて，「泥棒が入ったら大変だ。自分が何とかしなければ」という「責任の評価」が生じ，何とかしなければという「苦痛」にかりたてられてその努力として「鍵を閉める」行為（中和行動）をするが，再び「侵入思考」が生じて強迫行為の悪循環をくり返すというものである。

Salkovskis（1985）による強迫症状の治療理論は，図Ⅱ-2に示す認知行動理論にもとづき「侵入思考」の緩和化や消失をめざすものである。具体的には，治療初期において「強迫症状」や「侵入思考」は，健常者にも生じやすいことを説明して安心させる「**ノーマライジング**」（normalizing）を行う。

次に，クライエントに日常生活上の出来事で「侵入思考」が生じた場合と生じない場合を逐一セルフモニタリングして記録してもらい，それを面接で取りあげ，図Ⅱ-2に示す悪循環を断ち切るために「侵入思考」を断念させる。その

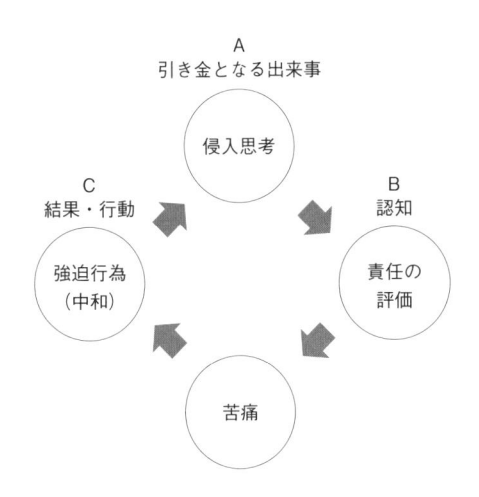

図Ⅱ-2　**強迫性障害の認知行動理論**（Salkovskis, 1985）

際，面接で治療者は，クライエントが「侵入思考」にもとづく強迫観念や強迫行為のコストと「侵入思考」通りのリスクが生じた場合のコストの差を取りあげて「侵入思考」を断念させる。たとえば，鍵をかけなくて家に泥棒が入り盗まれるという「侵入思考」にもとづくリスクと強迫行為をこれから何千回，何万回も行うリスクとの差を比較させて「侵入思考」を断念させる。

この療法の適用は，比較的軽い強迫症状のクライエントに対して行い，表Ⅰ-8にもとづくインテーク面接をふくめて計10回の面接を行う。その過程で既述したセルフモニタリングとホームワークを行ってもらう。

4) 曝露反応妨害法

曝露反応妨害法 (exposure-response prevention method) は，Meyer (1966) が不潔恐怖の洗浄行為をくり返すクライエントと神を冒涜することを恐れて儀式行為をくり返すクライエントを対象に最初に行ったといわれている。この方法は，強迫観念や強迫行為が生じる状況に長時間さらさせる (exposure, 曝露) と同時に強迫観念や行為を長時間中止させて (response prevention, 反応妨害)，「侵入思考」を消失させる方法である。

これまでわかっている曝露反応妨害法については，曝露時間は，短時間よりも長時間のほうが奏功すること (Rachman et al., 1980)，イメージよりも実際の行動を用いたほうが効果があること (Marks et al., 1971)，曝露と反応妨害の両方を行ったほうが効果があること (Foa et al., 1984)，治療者同伴ではなく

コラム⑧　猫を実験対象としたウォルピ

心理学実験の対象は，ほとんどネズミが多く，次に猿やチンパンジーが多い。ロシアのI. P. Pavlovは犬を対象としたが，一般には猫を心理学実験の対象とすることは少ない。

南アフリカの精神科医 J. Wolpe も最初は精神分析を学び，Pavlov や C. Hull の学習理論に興味をもって猫を対象に実験神経症の研究を行って拮抗条件づけを提案した。この拮抗条件づけは，以後，アメリカの心理学会で認められ，今日の行動療法の基礎となった。不安と拮抗する反応として，成人の場合には，筋弛緩性反応，断行反応，性的反応があげられる。

クライエントだけでも曝露反応妨害法は可能であること（Emmelkamp et al., 1977）などが明らかにされている。

この療法の適用は，上記の3）で述べたSalkovskis（1985）による療法の治療対象よりも重度の強迫症状をもつクライエントに対して行うことが多い。また，この療法を行う場合，治療者とクライエントとのラポールの確立と，クライエントが強迫症状と対決することからクライエントにこの療法を行うインフォームドコンセントを得ることが必要である。以下のその手順を説明したい。

①インテーク面接

表Ⅰ-8にもとづくインテーク面接を行い，強迫症状は今日までどのくらい長く生じているのか，その症状の自我親和性はどのくらいあるのか，症状によって日常生活にどの程度支障をきたしているのかをよく聞いていき，この療法が可能かどうかを判断する。

②曝露反応妨害法の心理教育オリエンテーション

表Ⅱ-8に示すような心理教育オリエンテーションを行う。また，セルフモニタリングは，表Ⅱ-9のような表を用いてチェックをする。

③具体的な曝露反応妨害法の例

曝露反応妨害法を行った具体的な2ケースを図Ⅱ-3に示した。

図Ⅱ-3に示すようにケースごとに強迫症状が生じる場面の不安段階場面を聞いていくと，ケースCでは，（3）家庭→（2）近所→（1）デパートの中の順で強迫症状（手の洗浄）が強く生じること，またケースDでは，（3）家庭→

表Ⅱ-8 強迫症状をもつクライエントへの曝露反応妨害法の進め方の心理教育オリエンテーション

(1) これから私といっしょにあなたの強迫症状がとれるにはどうしたらよいか話し合って実践していきましょう。
(2) 毎週1回50分間の面接で症状をとっていく課題を取りあげますので，日常生活でその課題を行ってどう感じたかを自分でチェックしてください。そのチェック用紙は別紙の通りです（セルフモニタリング）。
(3) 課題が難しければ，もとの課題にもどって練習をしていきます。
(4) 課題を行う場面は，あなたのストレスを感じない場面，たとえば家庭から次第にストレスを感じる場面へと展開し，課題を行う時間は，5分間から30分間，1時間と長くなります。
(1)〜(4)の実施にあなたが同意する場合，右に署名をお願いします。

(2) 学校→ (1) デパートの中の順で強迫症状（バカ，死ねという強迫観念）が強く生じることがわかった。

2ケースの治療プログラムは，クライエントにいつもと変わらない生活をし

表Ⅱ-9　曝露反応妨害法のセルフモニタリングチェック事項

課題場面	実施期日	反応妨害時間	達成度	不安度
例：デパートの中		例：約1時間	例：○	5%

注：達成度は，できた場合に○印，できなければ×印，途中で中止したら△印をつける。
　　不安度は，課題を終了後，すぐに感じる不安の度合を0〜100%で自己評定する。

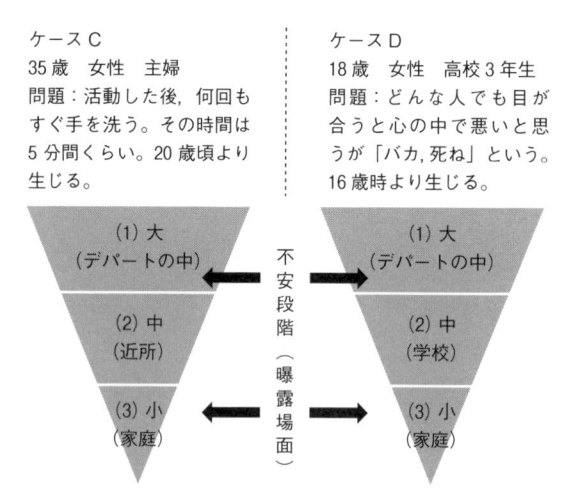

ケースC
35歳　女性　主婦
問題：活動した後，何回もすぐ手を洗う。その時間は5分間くらい。20歳頃より生じる。

ケースD
18歳　女性　高校3年生
問題：どんな人でも目が合うと心の中で悪いと思うが「バカ，死ね」という。16歳時より生じる。

不安段階（曝露場面）

ケースC
(1) 大（デパートの中）
(2) 中（近所）
(3) 小（家庭）

ケースD
(1) 大（デパートの中）
(2) 中（学校）
(3) 小（家庭）

曝露場面	反応妨害時間					
	ケースC			ケースD		
(1)	⑦	⑧	⑨	⑦	⑧	⑨
(2)	④ 5分間	⑤ 30分間	⑥ 1時間	④ 5分間	⑤ 30分間	⑥ 1時間
(3)	①	②	③	①	②	③

図Ⅱ-3　曝露反応妨害法を行った2ケース

てもらい課題内容をケース C では手の洗浄行為の制止，ケース D では，強迫観念の制止（バカ，死ねという観念が生じたら即座に制止して明日の計画を思い出す）とし，曝露場面は，図Ⅱ-3 の下欄の表の（3）の家庭から始めて（1）のデパートの中までの順番 3 場面で試行する．また，反応妨害時間として強迫症状の制止課題を 5 分間，30 分間，1 時間の 3 段階の順で行う．課題直面は，ケース C，ケース D とも図Ⅱ-3 の表に示す①〜⑨の順で日常生活において行い，課題実行後，表Ⅱ-9 に示すチェック事項をセルフモニタリングしていく．

　このような課題は，1 日何回行ってもよく，回数が多いほど奏功しやすい（Abramowitz et al., 2003）．また，治療者との面接は，図Ⅱ-3 の表①から⑨の課題を各アジェンダとして取りあげて全 9 回行うことが理想的である．Steketee（1990）は，10 回〜20 回の面接で改善率は高いことをあげている．

　課題実行のためには，クライエントの家族の協力が必要であり，重症強迫症状のクライエントの場合には，短期集中的入院状況から治療者を伴って課題実行をし，強迫症状の消失や緩和化をねらうこともある．

4 パニック障害の認知行動療法

1）アセスメント

　夏目（1997）によれば，不安障害（anxiety disorders）は表Ⅱ-10に示す4段階があり，このうち第2段階で不安反応が条件づけられると恐怖（phobia）になるという。

　この恐怖症は，DSM-Ⅳ（1994）によれば，パニック発作（panic attack）を伴うあるいは伴わない広場恐怖症（agoraphobia），社会恐怖症（social phobia），特定の恐怖症の3つがある。Seligman（1971）は，恐怖は準備性学習（preparedness）であることから，身体の危険と関連し容易には消失しにくいといっている。とくにパニック発作は，突然に外的な手がかりもなく生じるためその恐怖は大きい（表Ⅱ-11）。パニック発作が生じるパニック障害（panic disorder）は，パニック発作が起こった時にそこから逃げることも助けを求めることもできないような場所や状況にとどまることへの恐怖をもつ広場恐怖症がある者とその恐怖症がないものとに分けられる。Kessler et al.（1994）によれば，前者の生涯有病率は3.5％であり，後者の生涯有病率は5.3％と報告されている。とくに広場恐怖症は女性に多く（Al-Kubaisy et al., 1992），25歳～29歳の間に発症しやすいといわれている（Öst, 1987）。また，パニック障害は，うつ病とも関連が強いことも指摘されている（久保木，1998）。

表Ⅱ-10　不安障害の症状形成の4つの段階とその対処（夏目，1997）

段階		対処
第1段階	ストレスに対処するうちに脳が疲労し，自律神経失調症状が生じる	休む
第2段階	自律神経失調症状を破局的状況ととらえ，不安反応が条件づけられる	待つ
第3段階	不安反応に対する不適切な対処行動により不安は一時的に弱まるが，長期的には強まり，悪循環が形成される	やめる
第4段階	不安の刺激が般化し，それに対する回避行動により生活が制限される	慣らす

表Ⅱ-11 パニック発作の症状（DSM-Ⅳ, 1994）

強い恐怖または不快を感じるはっきり他と区別できる期間で，その時，以下の症状のうち4つ（またはそれ以上）が突然に発現し，10分以内にその頂点に達する

(1) 動悸，心悸亢進，または心拍数の増加
(2) 発汗
(3) 身震いまたは震え
(4) 息切れ感または息苦しさ
(5) 窒息感
(6) 胸痛または胸部不快感
(7) 嘔気または腹部の不快感
(8) めまい感，ふらつく感じ，頭が軽くなる感じ，または気が遠くなる感じ
(9) 現実感消失（現実でない感じ），または離人症状（自分自身から遠く離れている）
(10) コントロールを失うことに対する，または気が狂うことに対する恐怖

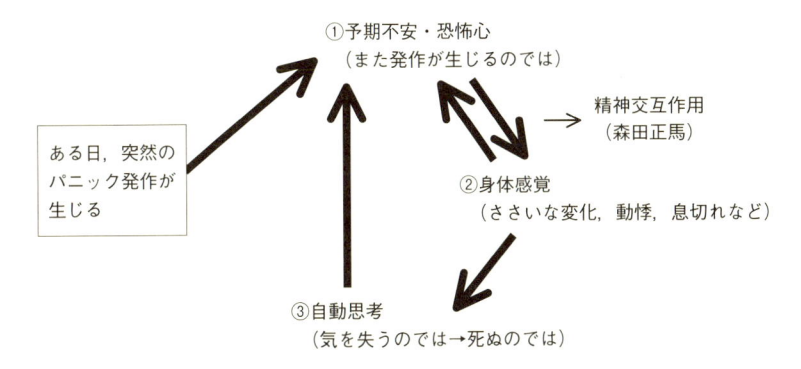

図Ⅱ-4 パニック障害の悪循環（Salkovskis, 1998を一部修正）

図Ⅱ-4は，Salkovskis（1998）によるパニック障害の悪循環を示したものである。まず，突然に外的手がかりもなくパニック発作が生じ，この発作が①の大きな恐怖心を生じさせ，とくに再度生じるのではないかという「予期不安」を生む。この「予期不安」によって自分の身体の変化に過敏になり，②の身体感覚に変化を生む。①と②との関係は，森田療法（Morita therapy）では精神交互作用といって注意が，①あるいは②において過敏となって，①が②を増大させ，②がまた①を増大させるという交互作用を生みやすい。このような自分だけの世界が形成され，③の自動思考を生む。この自動思考は，破局的な内容が多い。さらに③の自動思考は，また①を生み，それがまた②を生むという悪

循環に陥りやすい。

　Salkovskis（1998）のパニック障害に対する治療理論は，クライエントへ図Ⅱ-4の示す悪循環を気づかせてそれを断ち切るために，クライエントに身体感覚の変化が生じないような安全希求に固執していることを問題視させて，破局的な自動思考を消失させることをねらいとしている。

　Al-Kubaisy et al.（1992）は，前項の（3）強迫性障害の治療でふれた曝露反応妨害療法（曝露療法）を広場恐怖を伴うパニック障害に適用し，その療法の効果を実証している。彼らは，①「クライエントだけの曝露療法＋治療者同伴の曝露療法」，②「クライエントだけの曝露療法」，③「曝露療法なしのリラクセーション」の3群間の治療効果の比較を行い，③の群は，①の群と②の群に比べて効果が乏しく，また，①の群と②の群とに大きな効果の差がないことを明らかにしている。また，Chambless（1990）は，広場恐怖症を伴うパニック障害への集中的曝露療法と週1回の間隔的曝露療法とを比較し，双方にその効果の差がないことを明らかにしている。また，パニック障害の治療では，このような認知行動療法とともに薬物療法の併用が望ましいことも指摘されている（NIH, 1991）。

2）パニック障害の治療

　パニック障害の治療は，恐怖症の治療であり，恐怖症は，既述したSeligman（1971）の見解から容易には消失しにくい。したがって認知行動療法では，表Ⅰ-5に示す多くの技法を組み合わせていく治療を行いやすい。

①インテーク面接

　表Ⅰ-8にもとづくインテーク面接を行う。その際，パニック発作の発症頻度，発症時間，症状の程度をよく聞くことが重要である。発症頻度が多く，また，症状の程度が激しい場合には，薬物療法と自律訓練法のみをしばらく行うほうがよい。心理テストとしては，表Ⅰ-9の（1）の広場恐怖テストを実施するとよい。

②認知行動療法の心理教育オリエンテーション

　パニック障害のクライエントに対しても強迫性障害のクライエントのように

認知行動療法の実施に関するインフォームドコンセントを得る必要がある。

表Ⅱ-8に示すような進め方を行い，表Ⅱ-8の強迫症状の部分をパニック障害に変えて説明をしていく。また，セルフモニタリングについても表Ⅱ-9の通りであり，反応妨害時間の部分を課題継続時間に変えた用紙を渡す。

③具体的な認知行動療法の例

Barlow（2002）は，パニック障害に対して曝露療法→心理教育→認知再構成法という手順をふんだ認知行動療法を奨励している。

筆者が，この見解にもとづいて行ったケースを紹介したい。

ケースEの認知行動療法の治療過程は図Ⅱ-5の通りであった。

ケースE
34歳　女性　主婦
問題（主訴）：3年前に町内会の席で突然，パニック発作が生じ，広場恐怖症も伴って外出できなくなる。夫の車で3つのクリニックへ通院したが，ひとりでは外出できずに筆者の勤める病院へ夫とともに来院する。

治療過程　(1) インテーク面接
　　　　　(2) パニック障害治療の心理教育オリエンテーションでインフォームドコンセントを得る。週1回50分間の面接を行う
　　　　　(3) 3回目～6回目
　　　　　　　薬物療法と自律訓練法の実施後，不安が軽減したため曝露療法を開始する
　　　　　(4) 7回目
　　　　　　　治療者が図Ⅱ-3を見せて心理教育を行う。1日5分間，家の近くの外出を夫と同伴で行う。ホームワークとセルフモニタリング
　　　　　(5) 8回目～10回目
　　　　　　　1日30分間，家の近くの外出を夫と同伴で行う。ホームワークとセルフモニタリング
　　　　　(6) 11回目～14回目
　　　　　　　1日1時間，家から4km離れた所へ夫と同伴で行く。ホームワークとセルフモニタリング
　　　　　(7) 15回目～20回目
　　　　　　　1日1時間，家から4km離れた所へひとりで行く（携帯電話を持参）。ホームワークとセルフモニタリング
　　　　　(8) 21回目～24回目
　　　　　　　車で夫と同伴で来院し，認知再構成法を行い，「死ぬのではないか」の自動思考は消失する

図Ⅱ-5　ケースEの治療過程

ケースEは，広場恐怖症を伴うパニック障害であり，インテーク面接の結果，いきなり曝露療法を行うことは難しいと判断し，3回目〜6回目までは，面接を行ってラポールを強化し，自律訓練法を実施して，不安・恐怖感を緩和させた。

その後，曝露療法実施のインフォームドコンセントを得て，図Ⅱ-4に示す悪循環を断ち切るために図Ⅱ-5に示す療法を行った。夫の治療協力を得て，外出時は夫のサポートを加えた。セルフモニタリングの結果では行うごとに不安感は軽減していったのでアジェンダでの課題を5分間の外出から30分間，そして1時間へと延ばし，家からの外出距離も近くから4kmへと離していった。15回目〜20回目の1ヵ月半でひとりで4kmも外出する課題が達成できるようになった。

その後の21回目から24回目までの4回の面接では，表Ⅰ-21にもとづく聞き方をしていく認知再構成法を行った。

その過程での質問例としてクライエントに図Ⅱ-4を見せて，「パニック発作が生じるといけないという不安がありますね」と聞き，「その不安の後，息切れや動悸などが生じますか」「そのことがまた，不安を大きくさせていませんか」と確かめて，「最悪の事態としてどんなことが浮かびますか」と聞いていくと自動思考の「今にも死ぬのではないか」とクライエントは述べた。その際，治療者は，「いつもこのような考えが浮かびますか」「死ぬのではないかの死ぬ確率はどのくらいですか。％で答えてください」と聞き，「死んでしまうと思う根拠は何ですか」と問う面接を行った。

このようなやりとりを何回も面接で行い，自動思考のおかしさにクライエントは気づいていき，このような自動思考をもつと誰もが興奮して不安になっていくことがわかっていった。ケースEでは，21回目から24回目までのこのような面接でクライエントに安心感が生じ，その後，パニック発作は生じなくなった。パニック障害の認知行動療法においては，とくに曝露療法を実施するまでの治療関係の確立が重要である。

コラム⑨　現実的なラザラスのストレス理論

　臨床心理学の最大の課題は，不適応（maladjustment）のメカニズムをどのようにとらえ，それにどのように対処したら適応していくかについてを明確にしていくことであろう。精神分析では，自我，エス，超自我の力動から自我のあり方次第で適応できるととらえ，来談者中心療法では自己概念と経験とが一致できるかどうかによって適応をとらえる。また，行動療法では，葛藤と欲求不満という観点から不適応をとらえる。

　R. S. Lazarus のストレス理論は，この臨床心理学の課題を最も現実的にとらえた理論である。つまり，外界からのストレッサーに対してどのように対処していくかの評価（第一次評価）とその評価からストレッサーを自分でコントロールできるかどうかの評価（第二次評価）という二つの認知側面に注目している。また，彼は，対処の仕方であるコーピングの方法を明らかにし，その尺度まで作成している。

　R. S. Lazarus の唱えたストレス理論について，派手さがないせいか，わが国の臨床心理士の多くは注目しないが，筆者は，最も現実的に臨床心理学の課題にふれた心理学者ととらえている。彼は，アメリカの東部から西部にかけての多くの大学を歴任しており，自らストレスにも強かったことがわかる。

5 対人恐怖症（社会恐怖症）の集団認知行動療法

1) アセスメント

わが国でよく用いる対人恐怖症（anthropophobia）という語は，DSM-Ⅳ や ICD-10 にはなく，今日では社会恐怖症（社交不安障害，social anxiety disorder）という診断名が用いられている。

その診断基準は，表Ⅱ-12 の通りである。

社会恐怖症にも恐怖心が社会的状況全般に向けられる「全般性」と特定の状況だけに向けられる「非全般性」とがある。また，アルコール依存症やパニック障害，うつ病とも併発しやすい症状でもある。とくに「全般性」の社会恐怖症（Hope et al., 1995）やうつ病の社会恐怖症（Erwin et al., 2002）は重篤であるといわれている。

表Ⅱ-12 社会恐怖症（社交不安障害）の診断基準 (DSM-Ⅳ, 1994)

(1) よく知らない人たちの前で他人の注視を浴びるかもしれない社会的状況または行為をするという状況のひとつまたはそれ以上に対する顕著で持続的な恐怖。その人は，自分が恥をかかされたり，恥ずかしい思いをしたりするような形で行動（または不安症状を呈したり）することを恐れる。
(2) 恐怖している社会的状況の曝露によって，ほとんど必ず不安反応が誘発され，それは状況依存性，または，状況誘発性のパニック発作の形をとることがある。
(3) その人は，恐怖が過剰であること，または不合理であることを認識している。
(4) 恐怖している社会的状況または行為をする状況は回避されているか，またはそうでなければ，強い不安または苦痛を感じながら耐え忍んでいる。
(5) 恐怖している社会的状況または行為をする状況の回避，不安を伴う予期，または苦痛のために，その人の正常な毎日の生活習慣，職業上の（学業上の）機能，または社会活動または他者との関係が障害されており，またはその恐怖症があるために著しい苦痛を感じている。
(6) 18 歳未満の人の場合，持続期間は少なくとも 6 ヵ月である。
(7) その恐怖または回避は，物質または一般身体疾患の直接的な生理学的作用によるものではなく，他の精神疾患ではうまく説明されない。
(8) 一般身体疾患または他の精神疾患が存在している場合，基準 (1) の恐怖はそれに関連がない。

アメリカの統計では，全人口の約 13％が社会恐怖症の生涯有病率であると報告され (Kessler et al., 1994)，14 歳〜 17 歳の女子の 5.5％，男子の 2.7％が社会恐怖症に悩まされているという (Wittchen et al., 1999)。しかし，わが国では，恥文化や「甘え」の精神構造をもつ国民性があることから（土居，1971），アメリカよりもさらに社会恐怖症に悩む者は多いであろう。わが国での社会恐怖症の内容も戦後の，恥による「赤面恐怖」や「視線恐怖」，さらに時を経て 1980 年代の自己愛的な「自己臭恐怖」，そして今世紀からの外見に価値をおく「醜形恐怖」へと時代とともに変化している。また，Stemberger et al.（1995）によると社会恐怖症のクライエントは，過去に心的外傷的出来事を経験している者が多いことがあげられている。

社会恐怖症の認知構造については，Clark et al.（1995）や Rapee et al.（1997）が，「自己に対する否定的信念の活性化」「自己へ注意を向ける傾向」「不安の身体，認知，行動上の問題」の 3 点の特徴をあげている。

2）個人認知行動療法か集団認知行動療法か

社会恐怖症に対して治療者とクライエントとの 1 対 1 の個人認知行動療法と集団認知行動療法との治療効果の比較については，双方に効果の差はないという結果（Lucas et al., 1993, Rodebaugh et al., 2004）と個人認知行動療法のほうが効果があるという結果（Stangier et al., 2003; Mörtberg et al., 2007）とに分かれている。

社会恐怖症に対する集団認知行動療法は，Heimberg et al.（1993）が早くからその効果を取りあげており，それ以前にうつ病に対する集団認知行動療法の効果が示されていた（Shapiro et al., 1982; Covi et al., 1982）。

また，社会恐怖症に対する集団認知行動療法は，短期間がよいか長期間がよいかの研究では，Scholing et al.（1993）によれば双方に大きな差がないことが明らかにされている。

この認知行動療法において，どのような方法が効果があるかについての研究では，社会恐怖症に関しては曝露療法と認知再構成法との組み合わせが最も効果があることが示され（Taylor, 1996），とくに Feske et al.（1995）は，曝露回数が多いほど治療効果があることを明らかにしている。

表Ⅱ-13　集団認知行動療法の一長一短

長所（Heimberg et al., 2002）	短所（陳, 2007）
(1) 他者と自分とが同様な症状を抱えていることがわかり，グループを通してそのメンバーと関われる	(1) グループを形成するのに時間がかかる。スケジュールの柔軟性に問題がある
(2) グループのメンバーから自分のもっていない新しい対処法が学べる	(2) クライエントの特徴に合わせた治療が困難で，社会恐怖症以外の症状への対応が難しい
(3) グループのメンバーどうしで互いに支え合って助け合える	(3) グループのメンバーのあり方次第で認知の歪みが合理化されてしまう
(4) グループのメンバーがうまくいっているかを見て，自分が肯定的になれる	(4) グループ自体が不安を増大させ，治療そのものを中断させてしまう恐れもある
(5) 個人療法での治療者への依存が軽減される	(5) グループにおける療法での時間を消耗し，クライエントのドロップアウトの原因にもなる
(6) グループのメンバーの行動が，社会的状況へ前向きになれるきっかけとなる	

　集団認知行動療法を行うことの一長一短をまとめると表Ⅱ-13の通りである。表Ⅱ-13から，グループの凝集性（cohesiveness）が高まり，信頼関係が形成されることが重要であることがわかる。

3）個人認知行動療法から集団認知行動療法へ
①インテーク面接
　表Ⅰ-8にもとづくインテーク面接を行う。その際，対人恐怖症の内容（視線恐怖か，赤面恐怖か，醜形恐怖か，自己臭恐怖か），症状の程度や発症状況（家庭でも生じるのか，外出してどのような場面で生じるのか）などをよく聞く必要がある。また，面接法は，治療者と90度法（テーブルを介して治療者とクライエントとが90度の角度で向き合うこと）をとることが望ましい。
②認知行動療法の心理教育オリエンテーション
　筆者の経験にもとづけば社会恐怖症（対人恐怖症）のクライエントに対する認知行動療法は，まず個人認知行動療法を行い，症状がある程度軽減し，治療者とのラポールが確立された後，グループの中にクライエントを慣らしていくことをねらって集団認知行動療法を行うことにしている。個人認知行動療法では，表Ⅱ-8に示すような進め方を行い，表Ⅱ-8の強迫症状の部分を対人恐怖症に変えて説明をしていく。また，曝露療法を行う際のセルフモニタリングにつ

> コラム⑩　波乱万丈の人生だったワトソン
>
> 　行動主義心理学の創始者のJ. B. Watsonの人生は波乱万丈であった。少年時代にピストルを撃って傷害事件を起こし，25歳でシカゴ大学において動物心理学でPh.D. を得て，30歳で高額年俸を条件にジョンズ・ホプキンス大学の助教授になっている。1912年には行動主義心理学を唱え，37歳の若さでアメリカ心理学会の会長となったが，女性とスキャンダルを起こし，大学を罷免されている。その後，広告代理店の副社長などを務めている。
> 　赤ん坊や児童を対象とした実験は，批判が多かったものの，今日の行動療法の基礎をつくったといえる。

いては，表Ⅱ-9の通りであり，反応妨害時間の部分を社会対面時間に変えた用紙を渡す。

③認知再構成法から曝露療法へ

　社会恐怖症（対人恐怖症）への個人認知行動療法では，Taylor（1996）が認知再構成法と曝露療法に効果があることを示していることから，認知再構成法から曝露療法への実施が望ましい。

　②の心理教育オリエンテーションの後，クライエントに認知行動療法を行うインフォームドコンセントを得て，2～3回の面接で自律訓練法の指導を行い，ラポールの強化とクライエントのリラクセーションをねらう。その後，5回～6回の面接で表Ⅰ-21にもとづきクライエントの自動思考の内容と症状の変化について進めていき，セルフモニタリング（表Ⅰ-19にもとづく）とそのホームワークを行っていく。

　一般に社会恐怖症（対人恐怖症）のクライエントは，表Ⅰ-17の（5）べき・でなければならない思考，「人前で立派にふるまうべきだ」，（7）読心術，「あの人は返事をしないので私を嫌っている」，（10）自分への過度の関連づけ，「コソコソ話が聞こえたら私の悪口をいっている」などの歪んだ認知が自動思考を生じさせていることが多い。

　5回～6回の面接でこのような歪んだ認知に気づき，新しい肯定的な自己を形成しようとするクライエントの意欲が生じたら，社会場面で実際に自己をさらして恐怖症を低減させていく曝露療法を4回～5回の面接の中で行ってみ

る。曝露療法は，表Ⅰ-13 にもとづき，不安階層を軽い場面から次第に難しい場面へと展開させていき，図Ⅱ-3 で示した 2 ケースのように社会対面時間を 30 分間から 1 時間，そして 3 時間と延ばしていく。そのホームワークでのセルフモニタリングは表Ⅱ-9 にもとづいて行う。

④曝露療法としての集団認知行動療法

③の曝露療法でクライエントの社会恐怖症（対人恐怖症）がある程度低減されたら，次に集団認知行動療法を行ってみるとさらに症状は低減されやすい。この時点のクライエントが，集団認知行動療法を行うことに抵抗を示したら，個人認知行動療法の継続を行ったほうがよい。

集団認知行動療法の場面構成とルールについては，表Ⅱ-14 の通りである。

表Ⅱ-14　集団認知行動療法の場面構成とルール

場面構成
・治療者 2 名以上（医師，臨床心理士，看護師，作業療法士など）1 名はチーフトレーナー，1 名はサブトレーナーとする
・グループメンバー数（4 名～6 名）
・療法時間（週 1 回各 50 分程度）
・場所（集団療法室，適切な広さ，静かさ，明るさ）
・回数（6 回～12 回）

実施上のルール
(1) プライバシーの保持 　　集団認知行動療法でメンバーが話したこと，行ったことはメンバーどうしで守秘義務があり，外部へ表さないこと
(2) 支え合う心を 　　メンバーどうし支え合うように
(3) 各メンバーの「よいところ」を探していく 　　「よいところ」があったらそれを取り入れていく
(4) 時間の厳守 　　すべての内容を集団認知行動療法で話せないこともある。遅刻は他のメンバーに迷惑をかける
(5) 療法中は，メンバーとの私的な深い交流をしない 　　電話番号やメールアドレスは教えない
(6) ホームワークとしてセルフモニタリングを行う
(7) 欠席の場合は，前もって治療者へ連絡をする

Heimberg et al.(1998)によると社会恐怖症への集団認知行動療法は，3～4ヵ月間行い，既述した①～③までを集団場面で果たす。集団認知行動療法のドロップアウト率は22.2%であるという（Heimberg et al., 1988)。

　筆者による社会恐怖症（対人恐怖症）への集団認知行動療法は，表Ⅱ-14に示した場面構成とルールのもとに表Ⅱ-15に示すように進めていく。表Ⅱ-15から，互いのメンバーで「自動思考」の共通性と相違点を確認しながら，新しい考えを身につけることがポイントであることがわかる。

　また，セルフモニタリングは，各回の集団認知行動療法終了後の1週間で表Ⅱ-16のような事項を記入してもらい次回の集団認知行動療法で話し合う話題にしていく。

　表Ⅱ-15では6回実施されているが，実施内容を6回以上12回までで進めてもよい。また，トレーナーは，個人認知行動療法の経験者が望ましい。

　具体的なケースとして図Ⅱ-6に軽症対人恐怖のケースFを示した。

　個人認知行動療法から集団認知行動療法へと展開していく内容は，まず，個人認知行動療法でクライエントの自動思考のおかしさに気づかせ，その自動思考は集団認知行動療法を行うメンバーたちにもあることからその変化・改善意

表Ⅱ-15　集団認知行動療法の進め方

回	実施内容	トレーナーの役割
1	トレーナーがこの療法のねらいと進め方を説明する 各自の自己紹介（各5分程度）	方針と目的の明確化 自己紹介のリード
2	症状の苦しさ，つらさを表現してもらう（共感・支持）	メンバーの気持ちを受容する
3	各自の「自動思考」内容を話してもらう（共感）	「自動思考」内容の共通点と相違点の整理をする
4 5	「自動思考」をどのように変えていくかを話し合っていく（リード，沈黙の受容）	いろいろな考え方があることをいう。互いのメンバーの交流を深める
6	新しい考えから実際の行動をしてみてどのような感じかを話し合う（共感・支持） 全体のまとめと印象を話す	実際の行動をしてみてよかった点を支持する 全体のまとめをする

欲を高めさせ，そのことがメンバーと協働して自動思考が改められるものになるというものである。

表Ⅱ-16 セルフモニタリング事項

回目	その回で感じたこと学んだこと	自動思考の変化について	新しい考えについて
回			
回			
回			
回			

注：「自動思考の変化について」は，自分の従来からある「自動思考」が少しでも変わってきたらその内容を書く。
「新しい考えについて」は，グループのメンバーの考えを取り入れた内容や新しく思い浮かぶ考えを書く。

ケースF
20歳　男性　大学生
問題（主訴）：高校時より人の目が気になり，不登校を示す。大学へ入学し，親と別居し，ひとり暮らしをして生活に慣れず，友人もできず，人の目がさらに強く気になり出す。大学へは登校している。学生相談室で治療を始める。

治療過程　(1) インテーク面接
　　　　　　対人恐怖症としては，軽症ととらえ，90度法の面接を行う
　　　　(2) 2回目〜4回目
　　　　　　クライエントの自動思考の「自分への過度の関連づけ」（皆が自分の悪口をいっているのでは）について，面接やセルフモニタリング，ホームワークによってその確証がないことが明らかになっていく
　　　　(3) 5回目〜12回目
　　　　　　集団認知行動療法（学生メンバー5名）に参加させて，同じような自動思考をもつ学生がいることを知る。学生どうしで支え合う学生生活を始める
　　　　(4) 13回目〜18回目
　　　　　　曝露療法として大学のボランティアサークルに入会する。人の目は気にならなくなる

図Ⅱ-6　ケースFの治療過程

キー・ワード

学習理論 (learning theory)

学習とは，ヒトの行動に関して経験のくり返しの結果生じる比較的永続的な行動の変容過程やその結果と定義される。学習のメカニズムを説明する理論には，刺激と反応の連合説，ゲシュタルト心理学の認知説，A. Bandura の社会的観察学習理論，情報処理論などがある。行動療法や認知行動療法は，この学習理論が基盤にある。

完全主義 (perfectionism)

完全癖ともいい，ものごとを完全にやらないと気がすまない性癖のことをいう。完全主義については，動機づけが高く，健康的であるととらえる考え方と神経症的であるととらえる考え方とがある。実際に強迫性障害，うつ病，醜形恐怖の者は完全癖が強い。その測定尺度として P. L. Hewitt らの多次元完全主義尺度がある。

帰属理論 (attribution theory)

行動の原因を説明しようとする理論。対人知覚 (person perception) の研究から始まり，臨床的にも展開している。B. Weiner は，内的・外的帰属と安定性・統制との二次元から行動の原因帰属を説明している。うつ傾向の高い者には，否定的な出来事を自分のせいにしたり，今後も起こるだろう，あらゆる場面で起こるだろうという抑うつ帰属スタイルがあるという。

拮抗条件づけ (counter conditioning)

逆条件づけともいう。M. C. Jones は，ウサギが恐い3歳のピーターにウサギを遠方から見せて，同時にピーターに好きな食べ物を与えながらウサギを近づけ，ウサギへの恐怖をなくすことに成功した。J. Wolpe は，不安にさらされる刺激がある時，不安に拮抗する反応をひき起こし，その結果，不安を抑止できれば不安刺激と不安反応の絆は弱められるという逆制止原理を確立した。

協働的経験主義 (collaborative empiricism)

クライエントにとって導かれた発見をめざすソクラテス的対話の基本とな

る考えをいう。治療者は，ただ単にクライエントのことばに反応するのではなく，ソクラテス的対話によって提供されたクライエントの言語化と方向性を同時に用いながら，クライエントが，知識，洞察，最終的な変化を獲得できるように反応していくという考え方をいう。とくにクライエントのおかしな「自動思考」について，治療者は論争をするのではなく，「自動思考」のおかしさをクライエントに気づかせることが真の臨床家である。

系統的脱感作（systematic desensitization）

J. Wolpe によって開発されたリラクセーション法の1つ。拮抗条件づけがもとになっており，①自律訓練法のように漸進的弛緩（progressive relaxation），②不安の階層化を作成する，③脱感作，つまり，不安反応と弛緩反応とを拮抗させて不安を次第に除去させることを段階をふんで行う。これを行う補助手続きとして，Wolpe は自己主張訓練をあげている。

ケースフォーミュレーション（case formulation）

認知行動療法において，クライエントの問題の背景にある要因を明確に個別化して，効率的に理解していくプロセスをいう。具体的には，クライエントのもつ問題とスキーマや自動思考との関係を明らかにしていくことをいう。治療者は，ケースフォーミュレーションの信頼性を高めるために研修を受けたり，ケースフォーミュレーションに用いる尺度（たとえば，A. Weissman らの非機能的態度尺度）を十分に使えることが重要である。ケースフォーミュレーションの思想基盤は，従来の心理療法よりもクライエントが治療者に頼らず自らの問題を自ら対処していく姿勢をつくることにある。

コーピング（coping）

ストレスが生じる状況において受動的に苦しむのではなく，その状況に能動的に対処し，克服しようとする個人の努力をいう。問題を解決していこうとする問題焦点型コーピングと不快な情動のコントロールを目的とした情動焦点型コーピングとがある。各コーピングは，行動レベルと認知レベルのコーピングに分けられる。R. S. Lazarus らは，コーピングを個人のもつ特性ではなく，葛

藤状況に対して行う過程志向であるというとらえ方をしている。ストレスに対するコーピングについて，臨床現場では，(1) リラクセーション法，(2) 運動処方，(3) 家族への介入の順でその指導を行っている。

シェーピング（shaping）

行動形成ともいう。新しい行動を確立するための技法で標的オペラントに接近する反応の強化と遠ざかる反応の非強化により，一定の反応特性を段階的に修正する。比較的単純な反応の生起に対して強化因子を提示し，その後，この反応の消去操作をすると嫌悪事態が生じる。この時，反応の変動性が生じ，即座に標的行動の反応型に近似した反応に対して強化（分化強化）していき，最終的な標的行動の成立を達成させる。

自己主張訓練（self-assertion training）

1950年代にアメリカで始まった対人関係や対人場面での問題処理が苦手な人に対して，対人スキルや社会技能の獲得をすることをねらった援助プログラムのことをいう。自己表現が困難な人のためのものと自己主張が強すぎる人のためのものとがある。1970年代には公民権拡張運動として高まった。平木典子は，アサーションを「自己表現」と訳している。行動療法では，SST（社会技能訓練）の1つとしてあげており，主にグループで訓練を行う。

スキーマ（schema）

スキーマとは，主体と環境との相互作用の際に用いられる外界認知の概念的枠組みをいう。スキーマ理論（schema theory）は，外界の情報はすべて既有のスキーマに沿って再構成されるという理論。認知行動療法では，その個人のもつ人生，他者，生き方，価値観などについての中核的な信念のことをいう。A. Ellis は1950年代に夫婦間のスキーマの差を治療で取りあげ，A. T. Beck は，1980年代に家族関係における各メンバーのスキーマと家族全体のスキーマを取りあげて治療をしている。また，Beck は，クライエントのみる夢の中にスキーマの本質があるとして夢内容も重視している。

ストレスマネジメント (stress management)

ストレス反応の減少やストレス反応の発生に対する抵抗力の増加を目的とした介入のことをいう。ストレスが生じる状況因子への介入（環境の整備），ストレスをとらえる認知への介入（認知再構成法や自己効力感の改善），コーピングへの介入（ソーシャルスキルトレーニングや，問題解決療法），ストレス反応への介入（リラクセーション，心理療法，薬物療法，認知行動療法など）の4つがある。主に企業場面で強化され，注目されている。とくに仕事の質と量，対人関係，身体的負荷の3側面からストレス状況をとらえ，そのマネジメントをしている。

セルフモニタリング (self-monitoring)

認知行動療法において，セルフモニタリングは本質的側面の1つである。モニタリングのモニター（monitor）とは，監視，勧告，聴取などの意味がある。精神分析では，経験する自我と観察する自我の2つに分けて治療を進めるが，セルフモニタリングは，クライエントのこの観察自我を重視している。その長所として，①心理療法の本質はセルフヘルプ，つまり自らの問題を自ら解決していくことであることを意識化できる，②面接場面だけでなく，セルフモニタリングをしていくホームワークによって治療領域が広がる，③クライエントの治療への動機づけが高まる，④セルフモニタリングによって治療仮説の検証ができる，⑤自己洞察が深まりやすい，⑥再発予防にもなるという6点があげられる。また，治療者のほうは，クライエントのセルフモニタリングをもとにさまざまな技法を行うためのタイミングを計りやすい。

ソーシャルスキルトレーニング (social skill training)

ソーシャルスキルとは，生活技能のことで対人関係を円滑にし，社会生活における目標を達成するための技能のことをいう。R. P. Liberman によれば，①受信技能，②処理技能，③送信技能の3段階があるという。発達障害の子どもや精神疾患のクライエントに対して，ソーシャルスキルの訓練を行って適応へ支援をする。その技法は，モデリング（観察学習），シェーピング，うながし（prompting），行動リハーサル，反復練習，ホームワークなどがある。

ノーマライジング（normalizing）

　集団心理療法において I. D. Yalom が見出した普遍性の感覚であり，グループの中で認知と反応とを共有することにより，メンバーは苦しんでいるのは自分ひとりではないこと，他のメンバーもまた同じような問題を抱えていることを知ることができる。

曝露療法（exposure therapy）

　エクスポージャー療法ともいう。不安や恐怖が低減するまで決まった方法で不安喚起刺激に直面させ，不安感情や恐怖刺激を回避させないようにする方法である。

　恐怖症，不安障害，心的外傷後ストレス障害（PTSD）に効果的といわれ，①イメージを用いた曝露，② in vivo 曝露，つまり不安が生起する刺激に実際に直面させる，③内部感覚曝露，つまり系統的に反復的に体感を引き起こして不安・恐怖を低減させることの3通りの方法がある。

　最も強い不安・恐怖が生起する刺激に直面させることをフラッディング（flooding）という。フラッディングは，恐怖の対象にいきなり直面させ，十分に恐怖およびそれに伴う反応を経験させると同時に実際には何も危険な事態が生じないことを体験させる。

　曝露療法は，治療上でドロップアウトが多いことが指摘され，他の技法との併用やクライエントとの信頼関係とこの療法を行うタイミングが重視される。

非合理的信念（irrational belief）

　信念とは，ヒトの観念体系のこといい，ある事柄に対する感情や思考のことをいう。スキーマと同意語である。A. Ellis は，極端で偏った信念を非合理的信念といった。松村千賀子の日本版非合理的信念尺度の因子分析の結果では，「問題回避」「内的無力感」「依存」「外的無力感」の4因子が抽出されている。Ellis は合理的信念として，①柔軟な選択，②無条件の自己受容，③無条件の他者受容，④無条件の人生受容の4点をあげている。非合理的信念とは，この①～④が偏っていることを意味する。

不安マネジメント (anxiety management)

　心的外傷後ストレス障害（PTSD）のクライエントに経験される嫌悪の情動により効果的に対処するための認知行動スキルを指導することをいう。リラクセーション法，誘導された自己対話，認知再構成法，コミュニケーションスキルの学習があげられる。また，不安マネジメントトレーニング（AMT）とは，怒りや不安に対して曝露療法とリラクセーション法を6～8回の面接で指導していき，クライエントに怒りや不安のコントロールを身につけさせることをいう。

変容の段階 (the stages of change)

　E. Thelen らは，変容（change）とは安定性と変化の可能性，そして好ましい状態への移行という一連の状態を通じた運動と定義している。心理療法によってクライエントの心や行動がどのように変化していくのかについての研究は少ない。J. O. Prochaska らは，心の変容段階として，①前熟考期，②熟考期，③準備期，④実行期，⑤維持期の5段階をあげたが，A. Freeman らは，これを改訂した10段階をあげている。双方とも変化に対する準備段階を強調している。認知変容の対策については，①注意をそらす，②活動に没頭する，③自己へ暗示をかける，④自己を受けいれ，肯定していく，⑤考えを中断させる，⑥少し考えを弱める，⑦自分の考えが正しいのかを確認をする，⑧頭を空にする，の8通りがある。

ホームワーク (homework)

　認知行動療法においてセルフモニタリングとともに本質的側面の1つである。治療者と協働してホームワークのアジェンダを作成し，無理のない課題を行うことが望ましい。治療の初期から行うことがよいとされ，ホームワークに従わない場合には，クライエントにとって治療の時機が熟していないととらえてもよい。ホームワークは，クライエントの治療動機づけを高めやすい。治療者は，初期にロールプレイ，本の紹介，ビデオの提示などのモデリングをしてホームワークへと導入するとよい。また，ホームワークの結果を心理テストなどを用いてクライエントへフィードバックすると治療動機づけもさらに高まり

やすい。

マインドフルネス（mindfulness）

　判断を下さずに，効果的に一点に集中して観察し，描写し，その瞬間に参加することを学ぶことをいう。具体的には，禅や瞑想において心を集中させ，変化を生むことをいう。J. Kabat-Zinn による「マインドフルネスストレス低減法」より始まる。M. M. Linehan は，境界性パーソナリティ障害（borderline personality disorder）のクライエントに対して，このマインドフルネスを適用した弁証法的行動療法（dialectical behavioral therapy）を行っている。この療法は，心の矛盾性に焦点を当てるパラドックス的介入の色彩が濃い療法である。また，S. C. Hayes らによるアクセプタンス＆コミットメント療法（acceptance and commitment therapy, ACT）においてもこのマインドフルネスが用いられている。

問題解決療法（problem-solving therapy）

　T. J. D'Zurilla らが，日常の社会的問題（銀行ローンをどのように組むか，離婚をするかしないか，癌になったらどうするか）に対して，問題の性質を変えてみる，問題を経験した時に生じている苦痛を変えてみる，この2つを行うことができるようなさまざまなスキルを教えることによって，問題に対してより効果的に対処していくことができるように援助するものである。合理的問題解決は，問題に対する効果的な解決を見つけ出すための建設的な問題解決を行い，非機能的な問題解決は，衝動的，不注意，回避の型があるという。そのねらいは，肯定的な問題理解の枠組みを強化し，個人の特定の問題解決課題に対する適用を強化することにある。

　この療法は，S. de Shazer らの解決志向短期療法（solution-focused brief therapy）とは異なり，問題とその解決の関連性を強調しており，解決志向短期療法は，解決は問題とは必ずしも関連していないととらえている。

論理療法（rational therapy）

　1993年以後は，論理情動行動療法（rational emotion behavior therapy）と

呼ぶ。エピクテトスは,「人々は出来事によって混乱するのではなく,自らの極端で硬直した見方によって混乱するのである」(『エピクテトスの語録』)といった。認知行動療法の原点は,A. Ellis によって 1955 年に創案された論理療法である。論理療法は,それまで出来事や経験から生じる「感情」を重視していた心理療法をものの見方や考え方である「認知」のほうへ変換していった心理療法である。Ellis は,非合理的信念を合理的信念へ変化させることをねらい,クライエントへホームワークを行わせるために書面での示唆やアジェンダを示したという。

　Ellis は,また,健康なパーソナリティの基準として,①自己への関心,②自己の方向づけ,③耐性,④不確かさの受容,⑤柔軟性,⑥科学的思考,⑦献身,⑧危険を冒すこと,⑨自己受容の 9 側面の程度をあげている。

　この論理療法の適用には,多くの問題点がある。たとえば,①「頭でわかっていても気持ちがついていかない」というように認知とともに感情をいかに取り扱うか,②信念について何が合理的で何が非合理的なのかの文化的な基準の設定をどうするかなどがあげられる。

文　献

【理論編】
1　心理療法と認知行動療法
Berman, J. S., Miller, R. C., & Massman, P. J. 1985 Cognitive therapy versus systematic desensitization: Is one treatment superior? *Psychological Bulletin*, **97**, 451-461.
Miller, R. C., & Berman, J. S. 1983 The efficacy of cognitive behavior therapy. *Psychological Bulletin*, **94**, 39-54.
Roth, A., & Fonagy, R. (Eds.) 1996 *What works for whom?* Routledge.
Salkovskis, P. M. 2001 講演 不安障害の理論と治療　第20回日本心理臨床学会大会
Stuart, S., & Robertson, M. 2003 *Interpersonal psychotherapy*. Edward Arnold.

2　認知行動療法とは
Beck, A. T. 1963 Thinking and depression. *Archives of General Psychiatry*, **9**, 324-333.
Ellis, A. 1957 Rational psychotherapy and individual psychotherapy. *Journal of Individual Psychotherapy*, **13**, 38-44.
Eysenck, H. J. (Ed.), 1960 *Behavior therapy and the neuroses*. Pergamon Press.（異常行動研究会（訳）1965 行動療法と神経症　誠信書房）
Kaplan, C. A., Thompson, A. E., & Searson, S. M. 1995 Cognitive behavior therapy in children and adolescents. *Archives of Disease in Childhood*, **73**, 472-475.
マルクス・アウレーリウス　神谷美恵子（訳）1956 自省録　岩波書店
坂野雄二 1996 認知行動療法　日本評論社

3　認知行動療法の理論
Bandura, A. 1986 *Social foundation of thought and action*. Prentice Hall.
Beck, A. T. 1985 Cognitive therapy. In H. I. Kaplan & B. J. Sadock (Eds.), *Comprehensive text book of psychiatry* Ⅳ. Williams & Wilkins.
Clark, J. V., & Arkowitz, H. 1975 Social anxiety and self-evaluation of interpersonal performance. *Psychological Reports*, **36**, 211-221.
Ellis, A. 1962 *Reason and emotion in psychotherapy*. Citadel.（野口京子（訳）1999 理性感情行動療法　金子書房）
Freeman, A. 1989 *The practice of cognitive therapy*.（遊佐安一郎（監訳）1989 認知療法入門　星和書店）
Lazarus, R. S., & Folkman, S. 1984 *Stress, appraisal, and coping*. Springer.
坂野雄二 1997 さまざまな認知行動療法　岩本隆茂・大野裕・坂野雄二（編）　認知行動療法の理論と実際　培風館　pp. 57-71.
坂野雄二 2011 認知行動療法の基礎　金剛出版
Seligman, M. E. P. 1975 *Helplessness*. Freeman.（平井久・木村駿（監訳）1985 うつ病の行動学　誠信書房）

Skinner, B. F. 1974 *About behaviorism*. Cope.

丹野義彦・町山幸輝 1985 機能性精神病における認知障害　臨床精神医学, **14**, 869-881.

Teasdale, J. D. 1983 Negative thinking in depression. *Advances in Behavioral Research and Therapy*, **5**, 3-25.

Weiner, B., Heckhausen, H., Meyer, W., & Cook, R. E. 1972 Casual ascriptions and achievement behavior. *Journal of Personality and Social Psychology*, **21**, 239-248.

Wolpe, J. 1958 *Psychotherapy by reciprocal inhibition*. Stanford University Press.（金久卓也（監訳）1977 逆制止による心理療法　誠信書房）

4　認知行動療法の進め方

Beck, A. T. 1963 Thinking and depression. *Archives of General Psychiatry*, **9**, 324-333.

Beck, A. T. 1970 Cognitive therapy. *Behavior Therapy*, **1**, 184-200.

Beck, A. T., Weissman, A., Lester, D., & Trexler, L. 1974 The measurement of pessimism. *Journal of Consulting and Clinical Psychology*, **42**, 861-865.

Beck, A. T. 1976 *Cognitive therapy and emotional disorders*. International University Press.（大野裕（訳）1990 認知療法　岩崎学術出版社）

Beck, A. T., Rush, A. J., Shaw, B. F., & Emery, G. 1979 *Cognitive therapy of depression*. Guilford Press.（坂野雄二（監訳）1992 うつ病の認知療法　岩崎学術出版社）

Bernstein, D. A., & Borkovec, T. D. 1973 *Progressive relaxation training*. Research Press.

Chambless, D. L., Caputo, G. C., Bright, P., & Gallagher, R. 1984 Assessment of fear in agoraphobics: The body sensations questionnaire and the agoraphobic cognitions questionnaire. *Journal of Consulting and Clinical Psychology*, **52**, 1097-1104.

Clarke, G. N., Hornbrook, M., Lynch, F., Polen, M., Gale, J., Beardslee, W., O'Connor, E., & Seeley, J. 2001 A randomized trial of a group cognitive intervention for preventing depression in adolescent offspring of depressed parents. *Archives of General Psychiatry*, **58**, 1127-1134.

D'Zurilla, T. J., & Nezu, A. M. 1999 *Problem solving therapy*. Springer.（丸山晋（監訳）2005 問題解決療法　金剛出版）

Ellis, A. 1957 Rational psychotherapy and individual psychotherapy. *Journal of Individual Psychotherapy*, **13**, 38-44.

Ellis, A. 1962 *Reason and emotion in psychotherapy*. Citadel.（野口京子（訳）1999 理性感情行動法　金子書房）

Freeman, A. 2005 Socratic dialogue. In A. Freeman, S. H. Felgoise, A. M. Nezu, C. M. Nezu, & M. A. Reinecke (Eds.), *Encyclopedia of cognitive behavior therapy*. Springer.（内山喜久雄・大野裕・久保木富房・坂野雄二・沢宮容子・富家直明（監訳）2010 認知行動療法事典　日本評論社）

Garner, D. M., & Garfinkel, P. E. 1979 The eating attitude test. *Psychological Medicine*, **9**,

273-279.
Garner, D. M., Olmstead, M. P., & Polivy, J. 1983 Development and validation of a multidimensional eating disorder inventory for anorexia nervosa and bulimia. *International Journal of Eating Disorders*, **2**, 15-34.
Glass, C. R., Merluzzi, T. V., Biever, J. L., & Larsen, K. H. 1982 Cognitive assessment of social anxiety: Development and validation of a self-statement questionnaire. *Cognitive Therapy and Research*, **6**, 37-55.
Hollon, S., & Kendall, P. C. 1980 Cognitive self-statements in depression. *Cognitive Therapy and Research*, **4**, 383-396.
Keller, M. B., & Boland, R. J. 1998 Imprications of failing to achieve successful long term maintenance of recurrent unipolar major depression. *Biological Psychiatry*, **44**, 348-360.
Krantz, S., & Hammen, C. L. 1979 Assessment of cognitive bias in depression. *Journal of Abnormal Psychology*, **88**, 611-619.
Kuyken, W., Padesky, C. A., & Dudley, R. 2008 *Collaborative case conceptualization: Working effectively with clients in cognitive behavioural therapy*. Guilford Press.
松本聰子・坂野雄二 1998 摂食障害の治療における認知的・行動的側面の評価　精神科診断学, **9**, 489-499.
松村千賀子 1991 日本語版Irrational Belief Test 開発に関する研究　心理学研究, **62**, 106-113.
長尾博 2001 現代臨床心理学講座　ナカニシヤ出版
Nezu, A. M., Nezu, C. M., & D'Zurilla, T. J. 2007 *Solving life's problems: A 5-step guide to enhanced well-being*. Springer.
Pantalon, M. V., & Motta, R. W. 1998 Effectiveness of anxiety management training in the treatment of PTSD. *Journal of Behavior Therapy and Experimental Psychiatry*, **29**, 21-29.
Pater, C. 1989 *The complete guide to stress management*. Random House, UK.（竹中晃二（監訳）1995 ガイドブック・ストレスマネジメント　信山社）
Persons, J. B. 1989 *Cognitive therapy in practice: A case formulation approach*. W. W. Norton.
Peterson, C., Semmel, A., von Baeyer, C., Abramson, L. T., Metalsky, G. I., & Seligman, M. E. P. 1982 The attributional style questionnaire. *Cognitive Therapy and Research*, **6**, 287-299.
坂野雄二 2011 認知行動療法の基礎　金剛出版
坂野雄二・東條光彦 1986 一般性セルフ・エフィカシー尺度作成の試み　行動療法研究, **12**, 73-82.
Scheier, M. F., & Carver, C. S. 1985 Optimism, coping, and health. *Health Psychology*, **4**,

219-247.

Schulman, R. G., Kinder, B. N., Powers, P. S., Prange, M., & Gleghorn, A. 1986 The development of a scale to measure cognitive distortions in bulimia. *Journal of Personality Assessment*, **50**, 630-639.

Schwarts, R., & Gottman, J. 1976 Toward a task analysis of assertive behavior. *Journal of Consulting and Clinical Psychology*, **44**, 910-920.

鈴木伸一・岡本泰昌・松永美希 2011 うつ病の集団認知行動実践マニュアル 日本評論社

Watson, D., & Friend, R. 1969 Measurement of social-evaluative anxiety. *Journal of Consulting and Clinical Psychology*, **33**, 448-457.

Wolpe, J. 1958 *Psychotherapy by reciprocal inhibition*. Stanford University Press.（金久卓也（監訳）1977 逆制止による心理療法 誠信書房）

Wolpe, J. 1961 The systematic desensitization treatment of neuroses. *Journal of Nervous & Mental Disorder*, **112**, 189-194.

Wright, J. H., Sudak, D. M., Turkington, D., & Thase, M. E. 2010 *High yield cognitive behavior therapy for brief session: An illustrated guide*. American Psychiatric Publishing.（大野裕（訳）2011 認知行動療法トレーニングブック 医学書院）

【臨床編】
2 うつ状態・うつ病の認知行動療法

American Psychiatric Association 1994 *Diagnostic and statistical manual of mental disorders* 4th edition.（高橋三郎・大野裕・染矢俊幸（訳）1996 DSM-Ⅳ 精神疾患の分類と診断の手引き 医学書院）

Beck, A. T. 1976 *Cognitive therapy and the emotional disorders*. International University Press.

Embling, S. 2002 The effectiveness of cognitive behavioral therapy in depression. *Nursing Standard*, **17**, 33-41.

Emery, G. 1999 *Overcoming depression*. New Harbinger Publications.（東斉彰・前田泰宏（監訳）2010 うつ病を克服する10のステップ 金剛出版）

Keller, M. B. et al. 2000 A comparison of nefazodone, the cognitive behavioral-analysis system of psychotherapy, and their combination for the treatment of chronic depression. *The New England Journal of Medicine*, **342**, 1462-1470.

Lam, D. H., Watkins, E. R., Hayward, P., Bright, J., Wright, K., Kerr, N., Parr-Davis, G., & Sham, P. 2003 A randomized controlled study of cognitive therapy for relapse prevention for bipolar affective disorder. *Achieves of General Psychiatry*, **60**, 145-152.

Leichsenring, F. 2001 Comparative effects of short-term psychodynamic psychotherapy and cognitive-behavioral therapy in depression. *Clinical Psychology Review*, **21**, 401-419.

町沢静夫 2004 認知行動療法の展開　精神療法, **30**, 598-605.
長尾博・光冨隆 2012 パースペクティブ青年心理学　金子書房
日本クリニカル・エビデンス編集委員会（監修）2004 クリニカル・エビデンスISSUES　日経BP社
樽味伸 2005 現代社会が生むディスチミア親和型　臨床精神医学, **34**, 581-585.
WHO 1992 *International classification of disease-10.*（融道男・中根允文・小見山実（監訳）1993 ICD-10 精神および行動の障害　医学書院）

3　強迫性障害の認知行動療法

Abramowitz, J. S., Foa, E. B., & Franklin, M. E. 2003 Exposure and ritual prevention for obsessive-compulsive disorder. *Journal of Consulting and Clinical Psychology*, **71**, 394-398.

American Psychiatric Association 1994 *Diagnostic and statistical manual of mental disorders*, 4th edition.（高橋三郎・大野裕・染矢俊幸（訳）1996 DSM-Ⅳ　精神疾患の分類と診断の手引き　医学書院）

Emmelkamp, P. M. G., & Kraanen, J. 1977 Therapist controlled exposure in vivo versus self-controlled exposure in vivo. *Behavioral Research and Therapy*, **15**, 491-495.

Foa, E. B., Steketee, G., Grayson, J. B., Turner, R. M., & Latimer, P. R. 1984 Deliberate exposure and blocking of obsessive-compulsive rituals: Immediate and long-term effects. *Behavior Therapy*, **15**, 450-472.

Huppert, J., & Foa, E. B. 2005 Severe obsessive compulsive disorder. In A. Freeman, S. H. Felgoise, A. M. Nezu, C. M. Nezu, & M. A. Reinecke (Eds.), *Encyclopedia for cognitive behavior therapy*. Springer.（内山喜久雄・大野裕・久保木富房・坂野雄二・沢宮容子・富家直明（監訳）2010 認知行動療法事典　日本評論社）

飯倉康郎 2007 強迫症状　下山晴彦（編）　認知行動療法　金剛出版　pp. 99-113.

Marks, I. M., Boulougouris, J., & Marset, P. 1971 Flooding versus desensitization in the treatment of phobic patients: A crossover study. *British Journal of Psychiatry*, **119**, 353-375.

Meyer, V. 1966 Modification of expectations in case with obsessional rituals. *Behavioral Research and Therapy*, **4**, 273-280.

Rachman, S. J., & Hodgson, R. J. 1980 *Obsessions and compulsions*. Prentice-Hall.

Salkovskis, P. M. 1985 Obsessional-compulsive problems. *Behavioral Research and Therapy*, **23**, 571-583.

Steketee, G. 1990 Obsession compulsive disorder. In A. S. Bellack (Eds.), *International handbook of behavior modification and therapy*. 2nd ed. Plenum.

4 パニック障害の認知行動療法

Al-Kubaisy, T., Marks, I. M., Logsdail, S., Marks, M. P., Lovell, K., Sungur, M., & Araya, R. 1992 Role of exposure home work in phobia reduction. *Behavior Therapy*, **33**, 599-621.

American Psychiatric Association 1994 *Diagnostic and statistical manual of mental disorders*, 4th edition. (高橋三郎・大野裕・染矢俊幸 (訳) 1996 DSM-Ⅳ 精神疾患の分類と診断の手引き 医学書院)

Barlow, D. H. 2002 *Anxiety and its disorders*. Guilford Press.

Chambless, D. L. 1990 Spacing of exposure sessions in treatment of agoraphobia and simple phobia. *Behavior Therapy*, **21**, 217-229.

Kessler, R. C., McGonagle, K. A., Zhao, S., Nelson, C. B., Hughes, M., Eshleman, S., Wittchen, H. U., & Kendler, K. S. 1994 Life time and 12-month prevalence of DSM-Ⅲ-R psychiatric disorders in the United States. *Archieve of General Psychiatry*, **51**, 8-19.

久保木富房 1998 パニック障害の症状 貝谷久宜 (編) パニック障害 日本評論社 pp. 10-20.

森田正馬 1960 神経症の本態と療法 白揚社

National Institutes of Health 1991 Treatment of panic disorder. *NIH consensus development conference statement*, **9**, 25-27.

夏目高明 1997 パニック障害の認知行動療法 岩本隆茂・大野裕・坂野雄二 (編) 認知行動療法の理論と実際 培風館 pp. 166-175.

Öst, L. G. 1987 Age of onset in different phobia. *Journal of Abnormal Psychology*, **96**, 223-229.

Salkovskis, P. M. 1998 Panic disorder and agoraphobia. In A. S. Bellack (Ed.), *Comprehensive clinical psychology*. Elsevier Science.

Seligman, M. E. P. 1971 Phobias and preparedness. *Behavior Therapy*, **2**, 307-320.

5 対人恐怖症 (社会恐怖症) の集団認知行動療法

American Psychiatric Association 1994 *Diagnostic and statistical manual of mental disorders*, 4th edition. (高橋三郎・大野裕・染矢俊幸 (訳) 1996 DSM-Ⅳ 精神疾患の分類と診断の手引き 医学書院)

陳 峻雯 2007 社会不安障害 下山晴彦 (編) 認知行動療法 金剛出版 pp. 126-148.

Clark, D. M., & Wells, A. 1995 A cognitive models of social phobia. In R. G. Heimberg, M. R. Liebowitz, D. A. Hope, & F. R. Schneier (Eds.), *Social phobia: Diagnosis, assessment, and treatment*. Guilford Press.

Covi, L., Roth, D., & Lipman, R. S. 1982 Cognitive group psychotherapy of depression. *American Journal of Psychotherapy*, **36**, 459-469.

土居健郎 1971 甘えの構造 弘文社
Erwin, B. A., Heimberg, R. G., Juster, H., & Mindlin, M. 2002 Comorbid anxiety and mood disorders among persons with social anxiety disorder. *Behavior Research and Therapy*, **40**, 19-35.
Feske, U., & Chambless, D. L. 1995 Cognitive behavioral versus exposure only treatment for social phobia. *Behavior Therapy*, **26**, 695-720.
Heimberg, R. G., Salzman, D., Holt, C. S., & Blendell, K. A. 1993 Cognitive behavioral group treatment for social phobia. *Cognitive Therapy and Research*, **17**, 325-339.
Heimberg, R. G., Liebowitz, M. R., Hope, D. A., Schneier, F. R., Holt, C. S., Welkowitz, L., Juster, H. R., Campeas, R., Bruch, M. A., Cloitre, M., Fallon, B., & Klein, D. F. 1998 Cognitive behavioral group therapy vs. phenelzine therapy for social phobia. *Archives of General Psychiatry*, **55**, 1131-1141.
Heimberg, R. G., & Becker, R. E. 2002 *Cognitive behavioral group therapy for social phobia*. Guilford Press.
Hope, D. A., Heimberg, R. G., & Bruch, M. A. 1995 Dismantling cognitive behavioral group therapy for social phobia. *Behavioral Research and Therapy*, **33**, 637-650.
Kessler, R. C., McGonagle, K. A., Zhao, S., Nelson, C. B., Hughes, M., Eshleman, S., Wittchen, H. U., & Kendler, K. S. 1994 Life time and 12-month prevalence of DSM-Ⅲ-R psychiatric disorders in the United States. *Archives of General Psychiatry*, **51**, 8-19.
Lucas, R. A., & Telch, M. J. 1993 Group versus individual treatment of social phobia. Presented at the annual meeting of the association for advancement of behavior therapy.
Mörtberg, E., Clark, D. M., Sundin, Ö., & Åberg Wistedt, A. 2007 Intensive group cognitive treatment and individual cognitive therapy vs. treatment as usual in social phobia: A randomized controlled trial. *Acta Psychiatrica Scandinavica*, **115**, 142-154.
Rapee, R. M., & Heimberg, R. G. 1997 A cognitive behavioral model of anxiety in social phobia. *Behavioral Research and Therapy*, **35**, 741-756.
Rodebaugh, T. L., Holaway, R. M., & Heimberg, R. G. 2004 The treatment of social anxiety disorder. *Clinical Psychology Review*, **24**, 883-908.
Scholing, A., & Emmelkamp, P. M. 1993 Exposure with and without cognitive therapy for generalized social effects of individual and group treatment. *Behavioral Research and Therapy*, **31**, 667-681.
Shapiro, J., Sank, L. I., Shaffer, C. S., & Donovan, D. C. 1982 Cost effectiveness of individual vs. group cognitive behavior therapy for problem of depression and anxiety in an HMO population. *Journal of Clinical Psychology*, **38**, 674-677.
Stangier, U., Heidenreich, T., Peitz, M., Lauterbach, W., & Clark, D. M. 2003 Cognitive

therapy for social phobia: Individual versus group treatment. *Behavioral Research and Therapy*, **41**, 991-1007.

Stemberger, R. T., Turner, S. M., Beidel, D. C., & Calhoun, K. S. 1995 Social phobia: An analysis of possible developmental factors. *Journal of Abnormal Psychology*, **104**, 526-531.

Taylor, S. 1996 Meta-analysis of cognitive behavioral treatments for social phobia. *Journal of Behavior Therapy and Experimental Psychiatry*, **27**, 1-9.

Wittchen, H. U., Stein, M. B., & Kessler, R. C. 1999 Social fears and social phobia in a community sample of adolescents and young adults. *Psychological Medicine*, **29**, 309-323.

【キー・ワード】

Bandrura, A. 1977 *Social learning theory*. Prentice-Hall.（原野広太郎（監訳）1979 社会的学習理論　金子書房）

Beck, A. T. 1976 *Cognitive therapy and the emotional disorders*. International University Press.（大野裕（訳）1990 認知療法　岩崎学術出版社）

D'Zurilla, T. J., & Nezu, A. M. 1999 *Problem-solving therapy*. Springer.（丸山晋（監訳）2001 問題解決療法　金剛出版）

Ellis, A. 1962 *Reason and emotion in psychotherapy*. Citadel.（野口京子（訳）1999 理性感情行動療法　金子書房）

エピクテトス　佐久間政一（訳）1923 エピクテトスの語録　世界大思想全集3　春秋社

Freeman, A., & Dolan, A. 2001 Revising Prochaska and DiClement's stage of change therapy. *Cognitive and Behavioral Practice*, **8**, 224-234.

Hayes, S. C., Strosahl, K. D., & Wilson, K. G. 1999 *Acceptance and commitment therapy*. Guilford Press.

Hewitt, P. L., Flett, G. L., Turnbull-Donovan, W., & Mikail, S. F. 1991 The multidimensional perfectionism scale: Reliability, validity, and psychometric properties in psychiatric samples. *Psychological Assessment*, **3**, 464-468.

平木典子 1993 アサーショントレーニング　日本・精神技術研究所

Jones, M. C. 1924 Elimination of children's fear. *Journal of Experimental Psychology*, **7**, 382-390.

Kabat-Zinn, J. 1991 *Full catastrophe living*. Delta.

Lazarus, R. S., & Folkman, S. 1984 *Stress, appraisal, and coping*. Springer.

Liberman, R. P. 1988 *Psychiatric rehabilitation of chronic mental patients*. America Psychiatric Publishing.（安西信雄・池淵恵美（監訳）1993 実践的精神科リハビリテーション　創造出版）

Linehan, M. M. 1993 *Cognitive behavioral treatment of borderline personality disorder.*

Guilford Press.
松村千賀子 1991 日本版Irrational Belief Test 開発に関する研究　心理学研究, **62**, 106-113.
Prochaska, J. O., & DiClemente, C. C. 1982 Transtheoretical theory. *Theory, Research and Practice*, **19**, 276-288.
Shazer, S. de. 1985 *Keys to solution in brief therapy*. W. W. Norton.（小野直広（訳）1994 短期療法解決の鍵　誠信書房）
Thelen, E., & Smith, L. B. 1994 *A dynamic systems approach to the development of cognition and action*. MIT Press.
Weiner, B., Heckhausen, H., Meyer, W., & Cook, R. E. 1972 Casual ascriptions and achievement behavior. *Journal of Personality and Social Psychology*, **21**, 239-248.
Weissman, A., & Beck, A. T. 1978 Development and utilization of the dysfunctional attitude scale. Presented at the annual meeting of the association for the advancement of behavior therapy.
Wolpe, J. 1958 *Psychotherapy by reciprocal inhibition*. Stanford University Press.（金久卓也（訳）1977 逆制止による心理療法　誠信書房）
Yalom, I. D. 1985 *The theory and practice of group psychotherapy*. Basic Books.

【参考書】
内山喜久雄・大野裕・久保木富房・坂野雄二・沢宮容子・富家直明（監訳）2010 認知行動療法事典　日本評論社
坂野雄二 2011 認知行動療法の基礎　金剛出版
下山晴彦（編）2007 認知行動療法　金剛出版
大野裕・小谷津孝明（編）1996 認知療法ハンドブック上・下　星和書店

おわりに

　本書を書き終えて，筆者が若いころ，精神分析を学びながら陰で A. T. Beck の認知療法を独学で行っていた臨床経験は間違ってはいなかったことが確認できた。

　認知行動療法は，実際に行ってみると従来の心理療法とは本質的には大差がないことがわかる。たとえば，わが国で人気のある来談者中心療法やユング流の心理療法のように認知行動療法においても治療関係を重視しており，単に認知や行動の学習のやりとりを行う療法ではないことが本書の内容から理解できると思われる。とくに曝露療法において，面接場面外で治療者とともにクライエントが思い切って曝露反応妨害に挑戦することは，クライエントにとっては治療者の治療にかける情熱が伝わるのではなかろうか。また，曝露療法は，S. Freud が「快楽原則（幻想）を越えて現実原則へ」と述べていると同様にクライエントの現実吟味能力を試す方法でもあり，来談者中心療法での自己直面にも相当する。また，認知行動療法は短期療法といわれるが，セルフモニタリングを通して行うホームワークの時間を加えれば，治療にかける合計時間は長期心理療法と大差がないともとらえられる。

　このようにとらえると認知行動療法のもつ他の心理療法と異なる明確な特徴がないようにもみえるが，どの療法よりもわかりやすい方法であり，訓練をすれば早く身につく療法でもある。また，認知行動療法を行うにふさわしい治療者のタイプやクライエントのタイプがあるように思われ，真面目で几帳面，根気強いという双方の特徴がこの療法によって良い結果を生むと思われる。

　今日，認知行動療法に関する出版物が多く刊行されているが，それらは主に紹介書や訳本が多く，本書のように他の流派の心理療法を専門に行ってきた者が認知行動療法についてふれたものはないと思われる。本書の内容は，この点が臨床現場で実際に活かされるのではないかと思われる。ようやく「公認心理師」という名がどこかで聞こえてきた今日このごろ，本書がこれから臨床家を目指す若い方々や現在，多くのクライエントを担当している医療に従事する

方々にとって，それに抑うつ，強迫，恐怖症に悩むクライエントにとって少しでもお役に立てることを願っている。

　最後に本書の刊行の機会をくださったナカニシヤ出版，編集に御尽力をいただいた山本あかね氏に心より謝意を捧げたい。

付　録

付録 1
うつ質問紙（アメリカ疫学研究包括医療センターを修正）

各状況についてあなたがどれくらい困っているか，(1) ～ (6) の問いについては，下に示してある数字を選んでください。空白にその数字を書いてください。

0	1	2	3	4	5	6	7	8
まったく困っていない		少し困っている		明らかに困っている		著しく困っている		非常に深刻に困っている

_____ (1) みじめさ，空虚さ，あるいは落ちこみを感じる
_____ (2) 自分が悪く感じる（思う）
_____ (3) 将来について希望を失っている，あるいは希望がないと感じる
_____ (4) 心の中に自然に否定的な考えが浮かぶ
_____ (5) 人生について，悪い，あるいは希望がないと感じる
_____ (6) 他の今の感じ（書いてください）_____
_____ (7) あなたの現在の気分がめいっている程度はどれくらいですか？
　　　　　以下の0から8までのいずれかを丸で囲んでください。

0	1	2	3	4	5	6	7	8
ない		ほんの少し心配／ほとんど心配でない		明らかに心配／何もできない		著しく心配／何もできない		非常に深刻に心配／何もできない

(1) ～ (7) の合計得点	

注：合計得点が42点以上であればうつ状態が非常に強いととらえる。
　　(6) の感じは，文を読んで治療者による評定も必要。

付録2
うつ病認知スケール（町沢，2004）

　pp. 88-89の各質問について，「非常にそう思う」「ややそう思う」「あまりそう思わない」「まったくそう思わない」の中から最も自分に近いものを選び，p. 87の回答票の空欄にその点数を記入します。縦にそれぞれ合計し，以下の診断表と照らし合わせてください。各項目は，それぞれ下のような特性を示します。診断表の点数は，それぞれの領域の平均値です。たとえば，否定的自己認知が25点なら「中程度問題あり」というように，自分の点数がどの領域に入るかによって，認知の傾向がわかります。また，合計点数からも，自分の認知傾向を見直す必要があるのかどうかの，ある程度の目安がつきます。

「否定的自己認知」	極端にへりくだって自分を悪く言う傾向
「対人過敏」	他人の評価を気にする，依存性がある
「強迫的思考」	何事も完全でなければ気がすまない，いささか固い性格

診断表[注)	否定的自己認知	対人過敏	強迫的思考	合計
危険域	30.3	29.9	30.8	91.0
中程度問題あり	24.4	26.2	28.8	79.4
問題なし	19.1	22.3	26.0	67.4
	平均値			

注：実際は上からうつ病群，不安障害群，正常群であるが，クライエントも見るものなので，上記のように表現を変えている。

回答票	否定的自己認知	対人過敏（依存）	強迫的思考
1	■		■
2	■	■	■
3	■	■	
4	■	■	■
5		■	■
6	■	■	
7	■	■	■
8	■	■	
9	■	■	■
10		■	■
11	■	■	■
12	■		■
13	■	■	■
14	■		■
15	■		■
16	■	■	
17		■	■
18	■	■	■
19	■	■	
20		■	■
21	■	■	■
22	■	■	■
23	■	■	■
24		■	■
25		■	■
26	■	■	■
27	■	■	■
28	■	■	■
29	■	■	
30	■	■	■
31	■	■	■
32	■	■	■
合計			

注：黒色の欄が該当下位尺度項目を示す。

	質問 次の1〜32の質問であなたはどの程度，思いつきますか。	非常にそう思う	ややそう思う	あまりそう思わない	まったくそう思わない
1	どこか別世界にでも行けたらと，いつも思う	4	3	2	1
2	私はとても心の弱い人間だ	4	3	2	1
3	仕事や家事をやりかけのまま残すことはできない	4	3	2	1
4	いつも人の目や言葉が気になり，不自由だ	4	3	2	1
5	私は人生で失敗ばかりしている人間だ	4	3	2	1
6	自分の仕事（勉強）がうまくいっているときに限って邪魔をする人が現れたり，トラブルが起きる	4	3	2	1
7	世の中は良いか悪いかのどちらかだ	4	3	2	1
8	とにかく根性があれば何とかなるだろう	4	3	2	1
9	私はいつも公平を心がけてかえって疲れてしまう	4	3	2	1
10	だれも私を理解してくれないと思う	4	3	2	1
11	どんな規則でも，とにかく守るべきだ	4	3	2	1
12	人が自分をどう思っているかで自分の考えが縛られる	4	3	2	1
13	私の未来は寂しい	4	3	2	1
14	自分にがっかりしている	4	3	2	1
15	だれかがそばにいてくれないと私は生きていけない	4	3	2	1
16	時がたつのがとても遅く感じる	4	3	2	1
17	私はあまりやる気がない人間だと思う	4	3	2	1
18	私の出会う偶然の出来事もコントロールできなくてはいけない	4	3	2	1
19	いつも人や自分の悪いところばかり見てしまう	4	3	2	1
20	私が皆の中に入ると大変なことが起きるようだ	4	3	2	1
21	私の人生はメチャクチャである	4	3	2	1
22	自分の問題を人が助けてくれればいいのになと，いつも考えてしまう	4	3	2	1
23	私は正しいことしかしない	4	3	2	1
24	私は負け犬だ	4	3	2	1
25	現在（今）のことより過去のことを考えがちである	4	3	2	1

26	私は他の人と比べると能力が劣っている	4	3	2	1
27	私の人生は自分の思ったとおりになっていない	4	3	2	1
28	私がほめられることがあっても，それはお世辞である	4	3	2	1
29	人間はすべてにおいて公平でなければならない	4	3	2	1
30	私は，他人の地位や，お金，家，容貌などが気になって比較しがちである	4	3	2	1
31	期限までにちゃんと仕事を終えていないと我慢できない	4	3	2	1
32	いくら心配しても，心配しすぎるということはない	4	3	2	1

索引

事項索引

ア行

アジェンダ　v, 22-24, 34, 35, 45, 50, 66, 68
アセスメント　v, 32, 39, 46, 52
アルコール依存症　25, 52
インテーク面接　v, 12, 13, 18, 19, 24, 34, 38, 42, 43, 48-50, 54, 58
インフォームドコンセント　38, 43, 49, 50, 55
うつ状態・うつ病　v, 4, 11, 13, 22, 25, 31-39, 46, 52, 53, 61
うつ病の3兆候　37
ABCシェマ　5, 6
ACT　67
思いこみ　19, 20, 38
all or nothing 思考　21, 36, 37

カ行

外在化　3, 40
学習理論　7, 8, 61
完全主義　21, 61
帰属理論　8, 61
拮抗条件づけ　8, 42, 61, 62
90度法　54, 58
共感　13, 20, 57
凝集性　54
協働的経験主義　9, 11, 16, 20, 61
強迫観念　39-42, 44, 45
強迫症状の特徴　39
強迫性障害　v, 4, 39-41, 48, 61
恐怖症　4, 46, 48, 55, 65
系統的脱感作　18, 62
ケース概念化　13
ケースフォーミュレーション　13, 19, 20, 36, 37, 62
行動活性化訓練　34

行動療法　3-5, 7, 8, 31, 32, 42, 51, 55, 61, 63
合理的反応　36
個人認知行動療法　53-57

サ行

再発予防　12, 25, 26, 64
自我違和的（親和的）　40
自己主張訓練法　16
自動思考　v, 6, 7, 17, 19-24, 31, 36-38, 40, 47-50, 55, 57, 58, 62
自分への過度の関連づけ　21, 55, 58
社会技能訓練（SST）　16, 34, 63
社会恐怖症（対人恐怖症）　v, 4, 18, 31, 46, 52-57
集団心理療法　v, 34, 65
集団認知行動療法の一長一短　54
集団認知行動療法の場面構成とルール　56
受容　3, 13, 20, 57,
準備性学習　46
浄化　3, 13
自律訓練法　16, 48-50, 55, 62
身体感覚　23, 31, 47, 48
侵入思考　v, 40-42
心理教育オリエンテーション　v, 24, 34, 35, 38, 43, 48, 49, 54, 55
心理テスト　13, 14, 19, 48, 66
心理療法　3, 4, 11, 26, 27, 38, 62, 64, 66, 68
推論の誤り　6, 19, 20, 36, 37
スキーマ　6, 7, 17, 19-24, 31, 36, 37, 62, 63, 65
ストレスマネジメント　15, 64
精神交互作用　47

精神分析療法　3, 4, 32, 38
セルフモニタリング　v, 9, 11, 12, 15, 19, 22-24, 34-36, 38, 41-45, 49, 50, 54-58, 64, 66
全般性の社会恐怖症　52
双極性障害　4, 32
ソクラテス的対話　v, 20, 21, 36, 61, 62
ソーシャルサポート　15

タ行
大うつ病　v, 32
対処方法（コーピング）　15
対人恐怖症 → 社会恐怖症
直面　3, 4
ディスチミア親和型　31, 33, 34
統合失調症　4, 8, 13, 39
読心術　21, 55

ナ行
認知　3, 5, 8, 9, 11, 16, 17, 19, 23, 34, 35, 37, 40, 41, 64, 65, 68
認知行動療法　3-5, 7-16, 18, 19, 22, 24, 25, 31-35, 38, 39, 46, 48-50, 53-55, 61-64, 66, 68
認知行動理論　41
認知再構成法　9, 16-19, 22, 36-38, 49, 50, 53, 55, 64
認知療法　5, 7, 11
ノーマライジング　41, 65

ハ行
曝露反応妨害法　v, 42-44
曝露療法　9, 10, 48-50, 53-56, 58, 65, 66
パニック障害　v, 4, 25, 31, 46-50, 52
パニック発作　v, 46-50, 52
般化　12, 25
反応妨害　42, 44, 45, 49, 55

悲劇的な把握　21, 37
非合理的信念　5, 19, 65, 68
BDI　14, 34
広場恐怖　4, 14, 46, 48-50
———テスト　48
不安管理訓練法　16
不安段階場面　43
不安障害　46, 65
不安マネジメント　15, 66
フラッディング　65
分析心理学的療法　3
べき・でなければならない思考　21, 37, 55
弁証法的行動療法　67
変容の段階　26, 66
ホームワーク　v, 10, 11, 22, 24, 35, 36, 38, 42, 49, 55, 56, 58, 64, 66, 68

マ行
マインドフルネス　3, 67
メランコリー親和型　31, 33
森田療法　47
問題解決療法　16-18, 64, 67
問題の具体性　15

ヤ行
有効化　3
歪んだ認知　21, 36, 37, 55
予期不安　47

ラ行
来談者中心療法　3, 4, 20, 51
ラポール　3, 12, 13, 43, 50, 54, 55
論理療法（論理情動行動療法）　5, 6, 14, 67, 68
リラクセーション法　17, 62, 63, 66

人名索引

ア行
Erwin, B. A.　52
Eysenck, H. J.　7, 32
Abramowitz, J. S.　45
Al-Kubaisy, T.　46, 48
飯倉康郎　40
Wittchen, H. U.　53
Weissman, A.　62
Wolpe, J.　8, 18, 42, 61, 62
エピクテトス　68
Emery, G.　32
Emmelkamp, P. M. G.　43
Erickson, M. H.　38
Ellis, A.　5, 6, 9, 14, 19, 20, 63, 65, 68
Embling, S.　32
Öst, L. G.　46

カ行
Garner, D. M.　14
Kabat-Zinn, J.　67
Kaplan, C. A.　5
Kuyken, W.　13
久保木富房　46
Clark, D. M.　53
Clark, J. V.　8
Clarke, G. N.　25
Glass, C. R.　14
Krantz, S.　14
Kessler, R. C.　46, 53
Keller, M. B.　25, 33
Kelly, G.　14
Covi, L.　53

サ行
坂野雄二　5, 8, 9, 11, 14
Sullivan, H. S.　11
Salkovskis, P. M.　4, 41, 43, 47, 48
Scheier, M. F.　14
Shapiro, F.　27
Shapiro, J.　53
Schulman, R. G.　14
Shazer, S. de.　38, 67
Schwarts, R.　14
Jones, M. C.　61
Scholing, A.　53
Skinner, B. F.　6, 9, 14, 32
鈴木伸一　26
Stangier, U.　53
Steketee, G.　45
Stuart, S.　4
Stemberger, R. T.　53
Seligman, M. E. P.　8, 46, 48
Thelen, E.　66

タ行
樽味　伸　33
丹野義彦　8
Chambless, D. L.　14, 48
陳　峻雯　54
Teasdale, J. D.　9
Taylor, S.　53, 55
土居健郎　53
D'Zurilla, T. J.　16, 67

ナ行
長尾　博　18, 34
夏目高明　46
Nezu, A. M.　16, 18

ハ行

Persons, J. B. 13, 19
Berman, J. S. 4
Barlow, D. H. 49
Bernstein, D. A. 17
Pavlov, I. P. 42
Hull, C. 42
Pantalon, M. V. 15
Bandura, A. 8, 16, 38, 61
Peterson, C. 14
平木典子 63
Feske, U. 53
Foa, E. B. 42
Huppert, J. 40
Freeman, A. 10, 66
Freud, S. 3, 81
Prochaska, J. O. 66
Hayes, S. C. 67
Heimberg, R. G. 53, 54, 57
Hewitt, P. L. 61
Pater, C. 15
Beck, A. T. i, 5, 6, 9, 11, 14, 16, 19, 20, 21, 34, 37, 63, 81
Horney, K. 14
Hope, D. A. 52
Hollor, S. 14

マ行

Marks, I. M. 42
町沢静夫 37, 86
松村千賀子 14, 65
松本聰子 14
マルクス・アウレーリウス 5
Mann, J. 38
Miller, R. C. 4
Meyer, V. 42
森田正馬 47
Mörtberg, E. 53

ヤ行

Yalom, I. D. 65
Jung, C. G. 3

ラ行

Wright, J. H. 12, 23
Lazarus, R. S. 8, 51, 62
Rachman, S. J. 42
Rapee, R. M. 53
Lam, D. H. 32
Rank, O. 38
Liberman, R. P. 64
Lindsley, O. R. 32
Linehan, M. M. 67
Lucas, R. A. 53
Leichsenring, F. 33
Rogers, C. R. 3, 14
Roth, A. 4
Rodebaugh, T. L. 53

ワ行

Weiner, B. 8, 61
Watson, J. B. 6, 14, 55

著者紹介

長尾　博（ながお　ひろし）
　　1976 年　九州大学教育学部卒業
　　1978 年　九州大学教育学研究科修士課程修了
　　1981 年　九州大学教育学研究科博士課程単位満了中退
　　九州大学教育学部助手を経て，現在，活水女子大学文学部教授
　　専攻　臨床心理学，精神医学，青年心理学
　　医学博士
主な著書
　　「三訂　学校カウンセリング」ナカニシヤ出版
　　「やさしく学ぶカウンセリング26のレッスン」金子書房
　　「青年期の自我発達上の危機状態に関する研究」ナカニシヤ出版
　　「現代臨床心理学講座」ナカニシヤ出版
　　「図表で学ぶアルコール依存症」星和書店
　　「図表で学ぶ精神保健」培風館
　　「図表で学ぶ心理テスト」ナカニシヤ出版
　　「パースペクティブ青年心理学」金子書房
　　「ヴィジュアル精神分析ガイダンス」創元社　など

やさしく学ぶ認知行動療法

2014 年 8 月 20 日　初版第 1 刷発行　（定価はカヴァーに表示してあります）

　　　　著　者　長尾　博
　　　　発行者　中西健夫
　　　　発行所　株式会社ナカニシヤ出版
　　　☎ 606-8161　京都市左京区一乗寺木ノ本町 15 番地
　　　　　　　　　Telephone　075-723-0111
　　　　　　　　　Facsimile　075-723-0095
　　　　　Website　http://www.nakanishiya.co.jp/
　　　　　E-mail　iihon-ippai@nakanishiya.co.jp
　　　　　　　　　郵便振替　01030-0-13128

装幀＝白沢　正／印刷・製本＝ファインワークス
Copyright © 2014 by H. Nagao
Printed in Japan.
ISBN978-4-7795-0868-4

本書のコピー，スキャン，デジタル化等の無断複製は著作権法上での例外を除き禁じられています。本書を代行業者等の第三者に依頼してスキャンやデジタル化することはたとえ個人や家庭内の利用であっても著作権法上認められておりません。